U0360228

上海市嘉定区科委科协2023年科普专项资金资助项目

你所不知道的
血管疾病

左君丽　主编

KEY POINTS
ABOUT
VASCULAR DISEASES

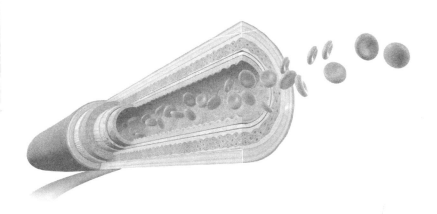

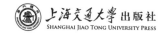

上海交通大学出版社
SHANGHAI JIAO TONG UNIVERSITY PRESS

内容提要

养好血管是保持身体健康的关键,血管状态影响全身各器官运行,血管不好,哪哪儿都好不了。养好血管是一项系统工程,本书从血管疾病基础知识、血管疾病预防对策、血管健康日常管理等方面,向读者全面系统介绍了血管疾病,涉及动脉硬化、高血压、糖尿病、高脂血症、静脉曲张、动脉瘤等疾病的日常养护和治疗。掌握病理和科学方法,从日常做起,早行动早好!

图书在版编目(CIP)数据

你所不知道的血管疾病 / 左君丽主编. -- 上海:
上海交通大学出版社, 2025.4. -- ISBN 978-7-313-31991
-3

Ⅰ. R543

中国国家版本馆 CIP 数据核字第 2024GW1115 号

你所不知道的血管疾病

NI SUO BUZHIDAO DE XUEGUAN JIBING

主　　编:左君丽

出版发行:上海交通大学出版社　　　　　　地　　址:上海市番禺路 951 号

邮政编码:200030　　　　　　　　　　　　电　　话:021-64071208

印　　制:苏州市越洋印刷有限公司　　　　经　　销:全国新华书店

开　　本:880 mm×1230 mm　1/32　　　印　　张:6.75

字　　数:160 千字

版　　次:2025 年 4 月第 1 版　　　　　　印　　次:2025 年 4 月第 1 次印刷

书　　号:ISBN 978-7-313-31991-3

定　　价:68.00 元

版权所有　侵权必究

告读者:如发现本书有印装质量问题请与印刷厂质量科联系

联系电话:0512-68180638

编委会名单

主　编：左君丽
副主编：赵洁慧　邓云新　方　嵘
编　委：孟　玫　王晓丹　常桂丽　贾慧英
　　　　钱　漪　和德平　胡月亮　王　潜
　　　　陈　熹　杨　慧

心血管疾病是全世界死亡和发病的主要原因之一。医学不断进步，而要降低心脏病发作、脑卒中和外周血管疾病风险，仍然是一项艰巨的挑战。医学界、医疗机构和制药公司正共同应对这一挑战，提供合适的医疗保健和有效的药物来治疗心血管疾病，减轻其对人们日常生活的影响。然而，降低与心血管疾病相关风险不仅涉及治疗和管理，还涉及预防。这需要医生、患者和普通人群对心血管疾病有很好的理解。这本书由左君丽博士和她的同事编写，对于引发心血管疾病的主要因素之一，即血管疾病做了介绍。本书是专门为那些希望深入了解血管疾病的人而写，以便让他们明白如何在病情变得严重、需要治疗、影响正常生活之前就有效地预防。

书中描述了血管的正常结构和功能，以及血管结构变化是如何导致功能异常的。血管是血液循环的关键部分，涉及心脏。心脏的左半部分为身体的器官和组织提供体循环，心脏的右半部分则是肺循环的关键环节。在体循环中，含氧血液由动脉输送，并由静脉返回右心。本书中的描述提供了非常清晰的细节，说明了为什么动脉变得太窄会使血液无法通过，导致没有足够的含氧血液输送到组织，使人的身体出现问题。这种血管狭窄是由血管内皮细胞紊乱引起动脉内部异常变化所致，而血管内皮细胞紊乱的根源正是软脂肪和硬钙的沉积物积聚而形成的斑块。这个过程所致的动脉硬化称为"动脉粥样硬化"，因动脉阻塞而减少了血流，是其主要原因。冠状动脉被动脉粥样硬化斑块堵塞，是心脏病发作的主要原因，大脑中的血管被血栓斑块堵塞则是脑卒中的主要原因。关于斑块形成的原因，科学家已经进行了大量的研究工作，本书的各个部分将研究获得的知识与如何预防这种血管疾病的策略联系起来。

动脉结构变化的另一种形式是动脉壁本身的变化。这与导致血液堵塞的动脉粥样硬化变化不同。血管壁的变化会影响动脉的弹性。虽然这不会影响血流，但会影响血管壁吸收血液脉动的程度。血管壁弹性丧失导致血管壁硬化，从而使压力脉冲增加。由于动脉壁中弹性蛋白和胶原蛋白的结构变化，动脉硬化会随着年龄增长而发生。这种情况称为"血管衰老"，与年龄增长引起的孤立性收缩期高血压有关，表现为舒张压正常、收缩压升高。动脉僵硬度随着血压升高而增强。为了将其与"动脉粥样硬化"区分，这种情况有时称为"动脉硬化"。一些药物和饮食（如高盐食物摄入）与血管僵硬度变化有关。降低动脉僵硬度的主要方法是降低血压。

血管变化与高血压、糖尿病和高胆固醇等其他疾病有关，书中由此提出血管衰老是否是一种疾病的问题。这是一个复杂的问题，也让人们开始思考，衰老本身是否是一种由炎症介导的疾病？炎症对血管壁内皮细胞功能影响也非常大，这些过程会影响动脉粥样硬化斑块形成，也会改变血管壁的硬度。这也使以炎症攻击过程治疗动脉僵硬度的方式干预血管衰老成为可能。动脉壁结构变化也会使动脉壁脆弱，从而导致血管破裂和出血，如主动脉瘤或脑动脉瘤破裂。

本书的部分内容还涉及患者与医生在评估血管疾病不同表现方面的互动。书中包含的背景知识为患者更深入地了解病情做好了准备,也为临床医生评估合适的治疗方式提供更高质量的信息。包括对血管疾病诊断和相应治疗方法,药物和非药物方法,生活方式改变,涉及血管支架和消融手术的手术选择,以及用于获取定量诊断信息和指导介入手术的相关成像设备。

本书的最后部分探讨了血管疾病的未来发展。例如,使用人工智能和大数据分析为改进检测、风险评估和治疗策略提供指导。这些方法可以对涉及血管假体和血管结构表现的疾病,如脑动脉瘤、主动脉瘤和主动脉夹层等的手术干预决策产生重大的影响。

现代数字技术让人们获取信息的方式产生了重大的变化,也对如何获取与医疗状况相关信息产生了深远的影响。互联网搜索的无限选择,生成了大量不同的文本和图像信息,这些信息有时会被好奇且可能焦虑的患者带到医生那里。由于医疗条件的复杂性和对相关信息理解的差异,这些文本和图像信息或许并不能对患者或医生产生实际帮助。本书作者通过将相关血管疾病信息全面地置于连贯和逻辑的背景下,为普通读者获得信息提供了切实的帮助,有助读者提高预防心血管疾病的能力,也有助医护人员改善对心血管疾病的治疗、管理和风险评估。

阿尔贝托·阿沃利奥(Alberto Avolio)
澳大利亚麦考瑞大学医学、健康和人文科学学院荣誉教授

Contents **目录**

第一章

什么是血管疾病？

血管在人体中的重要性不言而喻，它们构成了人体复杂的运输系统，负责输送血液、氧气和营养物质至全身各个组织和器官，从而维持身体的正常运作。

第一节　了解我们的血管

一、人体血管的结构与功能

1. 血管的结构

血管主要由血管壁和血管腔组成。血管壁具有多层结构，包括内膜、中膜和外膜，每层都有其特定的组成成分和功能。

血管的结构复杂而精密，每一层都有其独特的组成和功能。内膜维持血管的完整性和光滑性，防止血栓形成；中膜负责控制血管的舒缩和弹性，调节血液流量和血压；外膜保护血管并提供外部支撑。这种结构使得血管能够有效地输送血液，维持人体的正常生理功能。

血管在人体中扮演着至关重要的角色，对人体的生命维持、器官功能保障、内环境稳定、免疫防御、血压调节以及信息传输等方面都具有极其重要的作用。

2. 血管的主要功能

1) 输送血液

血管网络是血液在体内流动的通道。心脏通过收缩和舒张推动血液在动脉中流动,而静脉则负责将血液从身体的各个部分带回心脏。

2) 输送氧气和营养物质

红细胞携带氧气通过血管输送到全身各个组织,满足细胞新陈代谢的需要。同时,血管也负责将营养物质,如葡萄糖、氨基酸、维生素等输送至需要它们的细胞。

3) 排除代谢废物

血管帮助将细胞产生的代谢废物,如二氧化碳、尿素等,从身体组织中带走,通过血液运输到排泄器官排出人体。

4) 调节体温

血管可以通过扩张或收缩来调节身体各部分的温度。例如,在热环境下,皮肤下的血管会扩张,帮助身体散热;在冷环境下,血管会收缩,减少热量散失。

5) 免疫防御

血管内壁的细胞可以识别并响应外来病原体,如细菌和病毒。它们可以通过释放生物活性物质来启动免疫反应,帮助身体抵抗感染。

6) 维持内环境稳定

血管在维持体内水分、电解质、酸碱平衡等方面起着重要的作用,可以帮助这些物质在身体内分布,从而保持内环境的稳定。

7) 调节激素分布

血管负责将内分泌腺分泌的激素输送到全身各处,从而调节身体的各种生理功能。

8) 参与血液凝固和止血

血管壁受损时,血小板会聚集在伤口处,启动血液凝固过程,形成血栓以止血。同时,血管壁也会释放一些促进血液凝固的物质来加强这一过程。

总之,血管是人体内不可或缺的一部分,血管的功能对维持生命至关重要。

二、血管的分类与组成

1. 血管分类

人体的血管系统主要包括三大类血管:动脉、静脉和毛细血管。

1) 动脉

动脉是将心脏输出的富含氧气和营养物质的血液输送到全身各个组织器官的血管。动脉通常位于身体深处,管壁较厚,能够承受较高的压力。根据直径和功能的不同,动脉还可以进一步细分为大动脉、中动脉、小动脉和微动脉。

2) 静脉

静脉是将组织器官中的血液(含有二氧化碳和代谢废物)收集并输送回心脏的血管。与动脉相比,静脉的管壁较薄,管腔较大,压力较低。静脉内部通常具有静脉瓣,以防止血液逆流。静脉也可分为大静脉、中静脉、小静脉和微静脉。

3) 毛细血管

毛细血管是连接动脉和静脉的微小血管,其管径极小,仅允许血细胞单行通过。毛细血管是实现血液与组织间物质交换的主要场所,负责向组织细胞提供氧气和营养物质,同时回收二氧化碳和代谢废物。

2. 血管组成

血管主要由血管壁和血管腔组成。血管壁通常由三层结构组成,分别为内膜、中膜和外膜。血管腔是血管内部的空腔,是血液流动的通道。不同类型的血管,其管腔的大小和形状也有所不同。动脉的管腔通常呈圆形,管壁厚、弹性大;静脉的管腔较大,管壁薄、弹性小;毛细血管的管腔极小,仅允许血细胞单行通过。

人体内的血管系统极其庞大和复杂。据估计,成年人的血管总长度可达约 9.6 万千米(约 6 万千米为毛细血管),可以环绕地球近两圈半。这些血管遍布全身各个组织和器官,形成一个庞大的网络。其中,动脉和静脉主要分布在身体深处和主干道上,而毛细血管则深入身体的各个组织细胞,形成庞大的微循环系统。这种分布方式确保能够将血液输送到身体的每一个角落,为身体的正常生理功能提供必要的支持。

血管壁的结构与层次

血管壁是构成血管的主要结构,其复杂性和功能对维持血液的正常流动和血管的健康至关重要。血管壁主要由 4 层组成,分别是内膜、中膜、外膜以及其他一些辅助结构(见图 1-1)。

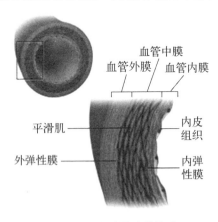

图 1-1　动脉管壁的构造

本图摘自:维基共享资源,由 BruceBlaus 自行拍摄,现已获创作共用协议(CCBY3.0)许可。

（1）内膜是血管壁的最内层，直接与血液接触。它的主要功能是防止血液中的物质渗入血管壁，同时也参与凝血过程。

内膜的组成：主要由内皮细胞层和内皮下层组成。

内皮细胞层：是内膜的主要组成部分，由一层连续的单层扁平上皮细胞构成，表面光滑，有利于血液流动。

内皮下层：位于内皮细胞层下方，主要由结缔组织和少量的平滑肌细胞构成，起到支撑和连接的作用。

内膜的功能：防止血栓形成和调节血管的通透性。

防止血栓形成：内皮细胞能够分泌抗凝物质，防止血液在血管壁内凝固形成血栓。

调节血管通透性：内皮细胞能够调节血管壁的通透性，允许水分、离子和小分子物质通过。

（2）中膜位于内膜和外膜之间，是血管壁的主要结构部分，对血管的弹性和强度具有重要影响。

中膜的组成：主要由平滑肌细胞、弹性纤维和胶原纤维组成。

平滑肌细胞：中膜主要由平滑肌细胞组成，这些细胞能够收缩和舒张，从而改变血管的管径和血液流量。

弹性纤维和胶原纤维：中膜中还包含大量的弹性纤维和胶原纤维，这些纤维能够增加血管的弹性和强度。

中膜的功能：调节血量和维持血管弹性。

调节血液流量：平滑肌细胞的收缩和舒张能够改变血管的管径，从而调节血液的流量和血压。

维持血管弹性：弹性纤维和胶原纤维能够保持血管的弹性和强度，防止血管破裂。

（3）外膜是血管壁的最外层，主要由结缔组织和成纤维细胞构成，起到保护和支撑的作用。

外膜的组成：主要由结缔组织和成纤维细胞组成。

结缔组织：外膜的主要组成部分，由胶原纤维和弹性纤维构成，为血管提供保护和支撑。

成纤维细胞：负责合成和分泌胶原纤维，维持外膜的完整性和功能。

外膜的功能：保护血管、维护血管形状。

保护血管：外膜能够防止外界对血管的损伤，同时也能够防止血管因内部压力过高而破裂。

维持血管形状：外膜的结构和张力有助维持血管的形状和大小。

（4）其他结构。除了上述三层主要结构外，血管壁还包含一些其他的辅助结构，如血管神经、滋养血管和淋巴管等。

血管神经：负责调节血管的舒缩和通透性，对维持血管的正常功能具有重要的作用。

滋养血管：为血管壁提供营养和氧气，维持血管壁的正常代谢和功能。

淋巴管：在血管壁中起到回收组织液和清除废物的作用，维持血管壁的正常环境。

血管壁的结构与层次复杂而精密，每层都有其独特的组成和功能，共同维持血管的正常生理功能。

三、血液循环是如何进行的

血液循环是一个连续的循环过程，包括体循环和肺循环两个部分（见图1-2）。体循环负责将富含氧气的血液输送到全身各个器官和组织，满足其氧气和营养物质的需求，并回收代谢废物。肺循环则负责将含有废物的血液通过肺部进行气体交换，重新获得氧气，为体循环提供新鲜的富含氧气的血液。这一循环过程确保身体细胞获得必要的氧气和营养,同时也清除了细胞代谢产生的废物,维持了人体的正常生理功能。

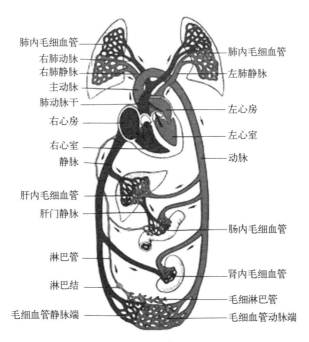

图 1-2 血液循环示意

本图摘自:武煜明,《系统解剖学》,中国中医药出版社,2018.

血液循环是一个复杂而精密的过程。它确保身体细胞获得必要的氧气和营养,同时也清除了细胞代谢产生的废物。以下是关于血液循环如何进行的具体步骤。

1. 体循环

1)起始与输送

体循环起始于左心室的收缩,左心室将富含氧气的血液泵入主动脉,随后通过主动脉及其分支流向全身各个器官的毛细血管。

7

2）物质交换

在毛细血管处,血液与组织细胞进行气体交换,即血液释放氧气并吸收二氧化碳和其他代谢废物。

物质交换过程确保组织细胞得到所需的氧气和营养物质,同时排出了代谢废物。

3）回收与回流

富含废物的血液通过静脉系统汇集,最终流入上下腔静脉,经静脉血回流至右心房,准备进入肺循环。

2.肺循环

1）起始与输送

肺循环起始于右心房的收缩,将含有较多废物的血液推送到右心室。右心室收缩,将血液泵入肺动脉,流向肺部的毛细血管网。

2）气体交换

在肺毛细血管中,血液释放二氧化碳并吸收氧气,使血液重新富含氧气。

3）回收与回流

富含氧气的血液通过肺静脉返回至左心房。左心房收缩,血液进入左心室,准备开始新一轮的体循环。

（上海交通大学医学院附属瑞金医院　胡月亮）

第二节　血管的自我调节机制及血管疾病

血管作为人体循环系统的关键组成部分,承担着输送血液、氧气和营养物质,以及排除代谢废物的重要职责。除了这些基本功能外,血管还具备高度的自我调节能力,以应对各种生理和病理变化。这种自我调节能力对于维持血液循环的稳定性和机体内环境的平衡至关重要。

血管的主要生理功能包括输送血液、维持血压、交换物质和参与免疫反应。

（1）输送血液：血管通过收缩和舒张，推动血液在全身循环流动，确保各组织器官获得足够的氧气、营养物质和代谢废物排出。

（2）维持血压：血管通过调节其管径和血流阻力，参与血压的调节，以维持稳定的血液循环。

（3）交换物质：血管与组织细胞之间通过毛细血管壁进行物质交换，如氧气、营养物质和代谢废物的交换。

（4）参与免疫反应：血管内的免疫细胞可以监测并清除病原体，维护机体的免疫功能。

一、调节机制

血管的自我调节机制主要包括神经、局部体液、内分泌和细胞内的调节。

（1）神经调节：自主神经系统通过释放神经递质（如去甲肾上腺素和乙酰胆碱）来调节血管平滑肌的收缩和舒张，从而控制血管的管径和血流阻力。交感神经兴奋时，血管收缩，血流阻力增加；副交感神经兴奋时，血管舒张，血流阻力减小。

（2）局部体液调节：血管壁的感受器能够感受局部环境的变化，如压力、温度和化学物质浓度等，并产生相应的生理反应。例如，当血管壁受到机械牵张时，会释放一些血管活性物质（如内皮素、血管紧张素等），这些物质能够促进血管收缩，以维持血管壁的稳定性和血压的稳定。

（3）内分泌调节：一些内分泌激素和生长因子也能够影响血管的调节。例如，肾素-血管紧张素-醛固酮系统（RAAS）的激活可以促进血管收缩,而一氧化氮(NO)等扩血管因子则能够促进血管舒张。此外,一些生长因子如血管内皮生长因子(VEGF)还能够促进血管生长和修复。

(4)血流调节:血液流速和流量对血管的自我调节也有重要的影响。当血液流动速度过快时,血管会扩张以减小血流阻力;而当血液流动速度过慢时,血管会收缩以提高血流速度。这种血流调节机制有助维持血液循环的稳定性和有效性。

(5)细胞内调节:血管平滑肌细胞内的钙离子浓度和细胞内信号转导通路也能够影响血管的收缩和舒张。例如,钙离子浓度升高可以促进血管收缩,而钙离子通道的抑制剂则能够抑制血管收缩。此外,一些细胞内信号分子,如环磷酸腺苷(cAMP)和蛋白激酶C等也能够参与血管的自我调节过程。

血管的自我调节机制是一个复杂而精细的系统,涉及神经、体液、内分泌和细胞内的多种调节机制。这些机制相互作用、相互协调,以确保血管在各种生理和病理条件下都能够保持适当的收缩和舒张状态,从而维持血液循环的稳定性和机体内环境的平衡。

二、血管疾病的定义与分类

1. 血管疾病的定义

血管疾病是指血管发生病变导致血液运输功能受损的一类疾病。这些病变可能涉及血管壁、血管腔或血管周围组织,从而影响血液的正常流动和物质交换。

2. 血管疾病的分类

血管疾病根据病理学改变和病因,可按不同的标准进行分类。

按病因与病理学改变分类,可分为以下几类。

退行性变性血管疾病[1]:动脉粥样硬化、动脉中层硬化、小动脉硬化等。

炎症性血管疾病[2]:感染性动脉炎、梅毒性动脉炎、巨细胞性动脉炎等。

功能性血管疾病[3]:雷诺氏病、手足发绀、红斑肢痛症等。

先天性血管疾病[4]:先天性动脉瘤、先天性动静脉瘘等。

损伤性血管疾患[5]:损伤性动脉瘤、损伤性动静脉瘘等。

肿瘤性血管疾患[6]:血管肉瘤、血管内皮细胞瘤等。

3. 血管疾病的病因与发病机制

血管疾病的病因多种多样,包括遗传因素、环境因素、生活习惯等。发病机制涉及血管壁结构改变、血管功能失调以及血液成分变化等多个方面。

4. 血管疾病的危害

血管疾病对身体危害极大,可能导致器官或组织缺血、坏死,甚至危及生命。常见的血管疾病如心肌梗死、脑梗死等都是由于血管病变导致血液供应不足而引起的。此外,血管疾病还可能引发其他并发症,如高血压、糖尿病等。

总之,血管在人体中扮演至关重要的角色,而血管疾病则是一类严重危害人体健康的疾病。因此,我们应该关注血管健康,积极预防和治疗血管疾病,以维护身体的正常运作。

5. 常见的血管疾病

血管疾病在人类疾病死亡原因中已接近首位。它广泛侵犯各型动脉,其中主动脉、冠状动脉、颈动脉、脑动脉是主要的罹患部位,因此,心肌梗死和脑梗死成为这类血管疾病的主要后果。

血管疾病的种类繁多,下面是一些常见的血管疾病。

(1)动脉粥样硬化:是最常见的血管疾病之一,表现为动脉血管内壁逐渐增厚,形成由脂肪、胆固醇、钙质和其他物质组成的斑块(动脉粥样硬化斑块)。这些斑块会导致血管狭窄,限制血液流动,从而增加心血管疾病的风险,如心肌梗死和脑卒中(中医称为中风)。

(2)血管炎症:包括各种炎症性血管疾病,如血管炎、脉管炎等。这些疾病都会导致血管壁发炎、肿胀,可能引发血栓形成、动脉瘤或血管狭窄等问题。

(3)动脉瘤:是血管壁的局部扩张或膨出。动脉瘤可以发生在动脉的任何部位,最常见的是主动脉和脑动脉。动脉瘤可能会破裂,导致严重的内出血。

(4)静脉曲张:是静脉疾病中的一种,主要表现为静脉血管扩张、扭曲和突出皮肤表面。静脉曲张常见于下肢,可能导致疼痛、肿胀和皮肤变化。

(5)静脉血栓栓塞:包括深静脉血栓和肺栓塞。深静脉血栓是血液在深静脉内不正常凝固形成的。深静脉血栓阻塞血液流动,通常发生在下肢。肺栓塞则是因血栓从静脉脱落,通过血液流动到肺部并阻塞肺动脉而发生的。

(6)先天性血管疾病:是指出生时就存在,可能涉及血管结构异常或发育不全,如血管狭窄、血管畸形等。

血管疾病的后果包括器官缺血、组织坏死、疼痛、功能障碍,甚至危及生命。因此,预防和治疗血管疾病至关重要。通过健康的生活方式(如均衡饮食、适量运动、戒烟限酒)、定期检查以及必要时的医疗干预,可以有效降低血管疾病和并发症发生的风险。

三、血管疾病的病因与发病机制

血管疾病是一组复杂的疾病,其发生和发展受多种因素影响。下面将从遗传因素、不良生活习惯方面探讨病因,相关疾病发病机制则在后面具体章节予以具体阐述。

1. 遗传因素

遗传因素在血管疾病的发生中起着重要作用。许多血管疾病，如高血压、动脉粥样硬化等，具有明显的家族聚集性。遗传因素可能通过影响血管结构、功能以及代谢等增加血管疾病的发病风险。

2. 不良生活习惯

不良生活习惯是血管疾病的重要诱因之一。常见的不良生活习惯包括吸烟、饮食不当、缺乏运动等。

（1）吸烟：可导致血管内皮损伤，促进动脉粥样硬化发展。此外，吸烟还可使血压升高，加重心脏负担。

（2）饮食不当：高盐、高脂、高糖饮食会增加血管疾病的发病风险。长期摄入过多的盐分会导致血压升高，而过多的脂肪和糖分则会导致血脂异常和肥胖，增加动脉粥样硬化的风险。

（3）缺乏运动：会导致体重增加、血脂异常和血压升高，从而增加血管疾病发病的风险。

四、血管疾病的危害

血管疾病带来的危害广泛而严重，具体表现在以下几个方面：

1. 心脑血管疾病

（1）心肌梗死：当心脏的主要血管（冠状动脉）发生严重狭窄或闭塞时，心肌无法得到足够的血液供应，导致心肌细胞死亡，引发心肌梗死。这种疾病可能导致患者胸痛、呼吸困难，甚至危及生命。

（2）脑卒中（中风）：由脑部的血管发生堵塞或破裂而引发。脑卒中可能导致脑部受损，出现肢体瘫痪、言语不清、视力障碍等严重后果。据相关数据显示，脑卒中是全球范围内导致残疾和死亡的主要原因之一。

2. 肾脏疾病

（1）肾功能不全：当肾脏的血管受损时，可能会导致肾脏功能下降，出现肾功能不全。这会影响身体的排毒和代谢功能，进一步损害患者的健康。

（2）尿毒症：严重的肾功能不全可能会发展为尿毒症，这是肾脏疾病的终末阶段。患者需要进行长期的透析治疗或肾移植手术以维持生命。

3. 下肢动脉疾病

（1）下肢动脉硬化：是指下肢的动脉被栓塞堵塞，会导致下肢疼痛、麻木、无力等症状。严重的下肢动脉硬化可能导致行走困难，甚至需要截肢。

（2）下肢动脉栓塞：是指下肢动脉被血栓堵塞，可能导致下肢急性缺血，出现剧烈的疼痛和肿胀，需要紧急处理。

4. 其他影响

（1）视网膜病变：血管疾病还可能影响视网膜的血管，导致视力下降甚至失明。如糖尿病性视网膜病变就是一种常见的血管疾病导致的眼部并发症。

（2）肢体缺血坏死：严重的血管疾病可能导致肢体缺血坏死，尤其是下肢部位。这种情况下，可能需要紧急手术干预，以避免截肢的风险。

综上所述，血管疾病可能导致心肌梗死、脑卒中、肾功能不全、下肢动脉疾病等多种并发症，甚至危及生命。这些疾病对人类的健康和生活质量构成了严重的威胁。因此，预防和治疗血管疾病至关重要，需要采取积极的生活方式和医疗干预措施来降低血管疾病的发病率和病死率。

（上海交通大学医学院附属瑞金医院　胡月亮）

第三节 血管疾病的患病率

一、图说全球范围内的血管疾病流行情况

心脏和血管共同构成了人体的循环系统。心血管疾病(Cardio vascular Disease,简称 CVD),是一类涉及心脏和血管系统的疾病,经常被共同提及。在全球范围内,血管疾病的流行情况呈现一些显著的趋势和特征。

作为全球死亡的主要原因,心血管疾病也是全球健康损失的主要原因之一。仅在 2022 年,心血管疾病就导致全球约 1 980 万人死亡。值得注意的是,约 34% 的心血管疾病死亡事件发生在 70 岁之前,通过早期预防和干预措施可以有效降低心血管疾病的病死率[7]。

1. 死亡率和发病率的变化

全球年龄标准化心血管疾病死亡率从 1990 年的 358.4/10 万下降到 2022 年的 233.2/10 万,降幅为 34.9%。尽管死亡率有所下降,但心血管疾病的实际死亡人数却从 1990 年的 1 240 万增加到 2022 年的 1 980 万,这主要归因于全球人口增长和老龄化以及可预防的代谢、行为和环境风险的影响[7]。

2. 主要风险因素

高收缩压、不健康的饮食习惯(如高盐、高脂饮食)、低密度脂蛋白胆固醇(LDL - C)水平高、环境颗粒物污染、吸烟等因素都是导致心血管疾病负担加重的重要原因。其中,高收缩压是导致全球年龄标准化心血管疾病伤残调整寿命年的最大因素,2022 年其导致的年龄标准化心血管疾病伤残调整寿命年为

2 564.9/10 万[7]。

3. 地理分布差异

心血管疾病在全球范围内的分布存在显著的地理差异。一些地区的心血管疾病负担较轻,而另一些地区则面临更大的挑战。这些差异反映了不同地区在经济发展水平、医疗卫生体系、公共卫生政策等方面的差异。

4. 预防和控制策略

针对心血管疾病的预防和控制策略需要综合考虑多种因素,包括改善生活方式、加强医疗卫生体系建设、制定和执行公共卫生政策等。通过减少可预防的风险因素(如改善饮食习惯、增加运动量、减少吸烟等),可以有效降低心血管病的发病率和病死率。

全球范围内心血管疾病的流行情况依然严峻,需要各国政府、医疗卫生机构和公众共同努力,采取综合性的预防和控制策略,以减轻心血管疾病对人类健康的威胁。

二、我们身边常见的心脑血管疾病,发病率和患病率有多高?

1. 冠心病

冠心病是全球范围内常见的心血管疾病之一。全球冠心病的发病率受到多种因素的影响,目前没有一个统一的数字,该病在全球不同的地区存在差异。在美国,心血管疾病确实是主要的死亡原因之一。根据美国心脏协会(American Heart Association)数据显示,2019 年美国心血管疾病导致的死亡率为 214.6 例/10万人[8]。

中国作为人口大国,冠心病患者数量众多,且发病率呈上升趋势。2022 年,中国大陆年龄在 15 岁及以上的人群中,冠心病的患病率为 10.2‰,60 岁以上的人群为 27.8‰,与 2008 年相比,总患病率有所升高[9]。因此,加强对冠心病的预防和治疗具有重要的意义。为了降低冠心病的发病率和患病率,需要采取综合性措施,包括改善生活方式、加强健康教育、提高医疗水平等。通过全球范围内的合作和交流,共同应对冠心病的挑战,促进人类健康事业的发展。

2. 高血压

高血压是心血管疾病的重要危险因素之一,也是最常见的血管疾病之一。根据《全球高血压报告》以及相关医学研究,高血压的发病率在全球范围内均有所上升。全球高血压患者(收缩压≥140 mmHg,或舒张压≥90 mmHg,或正在服用降压药物)人数,在过去的 30 多年间翻了一番,从 1990 年的 6.5 亿人增至 2019 年的 13 亿人[10]。

全球范围内,约有 1/3 的成年人患有高血压,而在这部分患者中,有近半数并不知晓自己的患病情况。在中国,高血压的患病率也呈现上升的趋势。据《全球高血压报告》显示,中国高血压患病率约为 27%,意味着在成年人中,大约每 4 人中就有 1 人患有高血压。此外,中国高血压的诊断率为 52%,治疗率为 39%,但治疗达标率仅为 16%,提示我国在高血压管理和治疗方面仍有待加强[10]。

高血压的发病率和患病率均呈现上升趋势,这对全球公共卫生构成了严峻的挑战。高血压不仅会导致心脏病、脑卒中等严重疾病,而且会增加肾脏损伤和许多其他健康问题的风险。为了降低高血压的发病率和患病率,需要采取综合性的预防和治疗措施,包括改善生活方式。例如,减少高盐饮食、增加身体活动、戒烟限酒等;加强健康教育,提高公众对高血压的认识和重视程度;完善医疗保健体系,提高高血压的诊断、治疗和管理水平。总之,高血压高发是全球面临的重大公共卫生问题之一,需要全球范围内的共同努力来加强预防和治疗工作,以降低其发病率和患病率,保护人类健康。

3. 脑卒中

脑卒中(中风)是心血管疾病中的另一大类,其发病率和死亡率均较高。在全球范围内,脑卒中的发病率虽然有一定的地域差异,但普遍较高。根据《柳叶刀·神经病学》(*Lancet Neurology*)2021年刊登的全球疾病负担数据库(GBD)的研究报告,2019年全球脑卒中发病约有1 220万例,成为全球第二大死亡原因,占总死亡人数的11.6%;也是全球导致死亡及伤残(DALYs)的第三大原因,占全球总DALYs的5.7%。所有脑卒中新发病例中有62.4%为缺血性脑卒中[11]。

1990—2019年,尽管年龄标准化发病率和死亡率有明显下降,但由于人口增长和老龄化,以及一些风险因素增加,每年脑卒中病例和因脑卒中导致的死亡人数都大幅增加,尤其在70岁以上的人群中。1990—2019年,脑卒中的年龄标准化发病率下降了17.0%,年龄标准化死亡率下降了36.0%,年龄标准化患病率下降了6.0%,年龄标准化DALYs下降了36.0%。然而,在70岁以下人群中,年龄标准化患病率增加了22.0%,年龄标准化发病率增加了15.0%[11]。

《中国脑卒中防治报告2020》概要显示,脑卒中是中国成人致死、致残的首要原因,并且患病率整体呈上升趋势。2019年的监测数据显示,40岁及以上人群的脑卒中人口标化患病率由2012年的1.89%上升至2019年的2.58%,至2019年我国40岁及以上人群现患和曾患脑卒中人数约为1 704万。此外,2020年中国40岁以上居民脑卒中患病率为2.61%,发病率为505.23/10万人,病死率为343.4/10万人;由此测算,2020年时全国40岁以上人群中有约1 780万脑卒中患者,这一数字每年还在递增[12]。

值得注意的是，脑卒中发病趋于年轻化，70 岁以下人群中，年龄特异性脑卒中患病率和发病率显著增加。全球 25 岁以上的成年人中，每 4 人就有 1 人在其一生中会发生脑卒中。此外，脑卒中的 5 个主要危险因素分别是高收缩压、高 BMI、高空腹血糖、环境颗粒物污染和吸烟，这些因素导致脑卒中的负担在不断增加[11]。

脑卒中在全球范围内的发病率和患病率均较高，并且存在年轻化趋势。为了降低脑卒中的发病率和患病率，我们需要从多方面入手，包括加强健康教育、改善生活方式和定期体检等。同时，全球范围内的合作和交流也是应对脑卒中挑战的关键。

4. 心力衰竭

心力衰竭是心血管疾病的严重后果之一，全球心力衰竭的发病率正在上升，且不同地区之间存在显著差异。根据《中国心血管健康与疾病报告 2022》要点解读，中国心力衰竭患病人数为 890 万，心血管病现患人数 3.3 亿，其中心力衰竭患病率在持续上升阶段。此外，全球心衰患者的数量从 1990 年的 3 350 万例增加到 2017 年的 6 430 万例，几乎翻了一番。2017 年全球心力衰竭年龄标化患病率为 831.0/10 万人，尽管较 1990 年下降了 7.2%，但全球心力衰竭患者绝对数量却增加了近一倍[13]。

心力衰竭的主要病因包括高血压、冠心病、心房颤动等。中国心力衰竭注册登记研究（China-HF）对 2012 年 1 月至 2015 年 9 月全国 132 家医院 13 687 例心力衰竭患者的分析显示，住院心力衰竭患者的病死率为 4.1%。此外，心力衰竭的预后较差，中国心衰所致的伤残损失健康生命年（YLD）呈升高趋势[14]。

值得注意的是，中国在全球心力衰竭新增病例中占有很大比例，估测 1990 年至 2018 年全球增加的心力衰竭患者中近 1/3（29.9%）来自中国[13]。这提示心力衰竭已成为一个严重的公共卫生问题，需要加强预防、规范化治疗和长期管理，以改善患者预后并减少疾病负担。

为了降低心力衰竭的发病率和患病率,需要采取综合性的预防措施,包括改善生活方式、加强健康教育、控制慢性疾病等。对于已经患有心力衰竭的患者,需要采取积极的治疗措施,包括药物治疗、手术治疗等,以延缓病情进展并提高患者的生活质量。同时,也需要加强全球范围内的合作和交流,共同应对心血管疾病的挑战。

三、血管疾病,有人种差异吗?

血管疾病确实存在人种差异。根据《国家医学会杂志》(*Journal of the National Medical Association*)发表的文章分析,种族差异在美国心血管疾病的各个领域普遍存在。黑人在心血管疾病发病率、患病率、治疗和预后等方面,相对于白人均处于显著不利地位[15]。

此外,《美国心脏协会杂志》(*Journal of the American Heart Association*)的文章也指出,尽管因心血管疾病管理已导致死亡率降低,但种族和族裔群体之间该疾病结果的差异仍然存在并扩大。这些差异可按照种族和民族、社会经济地位和地理划分。例如,黑人社区的心血管疾病负担仍然过高,是黑人与白人之间预期寿命差异的主要原因。大约30％的黑人和白人男性死亡率差异以及40％的黑人和白人女性死亡率差异是由心血管疾病结果的差异造成[16]。

中国人群心血管疾病风险存在显著的地区差异,东北地区(辽宁、吉林、黑龙江,12.6％)和华北地区(北京、天津、河北、山西、内蒙古,11.4％)较高,而华南地区较低(广东、广西、海南,8.0％)[17]。导致各地人群风险的主要危险因素也并不相同,华北和东北虽然同属高危地区,华北地区主要受肥胖和血压危险因素集群的影响,而东北地区受副食危险因素集群（水果蔬菜摄入不足和红肉摄入过多）的影响高于全国其他地区[17]。

　　不同地区和人种在血管疾病的发病率上存在差异，主要受地理环境、人种、生活习惯、慢性疾病控制情况等多种因素影响。为了降低血管疾病的发病率，需要针对不同地区和人种的特点制订相应的预防措施和控制策略，包括改善生活习惯、加强健康教育、控制慢性疾病等。同时，提高公众对血管疾病的认识和重视程度也是非常重要的。

（上海交通大学医学院附属瑞金医院　王潜）

参考文献

［1］LIBBY P，RIDKER P M，HANSSON G K. Inflammation in atherosclerosis：from pathophysiology to practice［J］. J Am Coll Cardiol，2009，54(23)：2129‐2138.

［2］JENNETTE J C，FALK R J，BACON P A，et al. 2012 Revised international Chapel Hill consensus conference nomenclature of vasculitides［J］. Arthritis Rheum，2013，65(1)：1‐11.

［3］CHELIMSKY G，DAUBER A. Diagnosis and treatment of Raynaud's phenomenon and Raynaud's disease［J］. Am Fam Physician，2007，75(11)：1609‐1614.

［4］WILLIAMS R G，JONES G A，JONES T W. Chapter 56：Congenital Heart Disease.［M］// Williams's Pediatrics. Elsevier Health Sciences，2015.

［5］DARLING R C Ⅲ，BERCELI S A. Vascular trauma：a review［J］. J Trauma and Acute Care Surgery，2008，65(5)：925‐936.

［6］MULLIGAN L M，YOUNG J S. Vascular tumors：hemangiomas，malformations，and true neoplasms［J］. Surg Clin North Am，2015，95(3)：577‐596.

［7］MENSAH G A，FUSTER V，MURRAY C J L，et al. Global burden of cardiovascular diseases and risks collaborators，Global Burden of

Cardiovascular Diseases and Risks，1990－2022[J]. J Am Coll Cardiol，2023，82(25)：2350－2473.

[8] TSAO C W，ADAY A W，ALMARZOOQ Z I，et al. Heart disease and stroke statistics － 2022 update：a report from the American Heart Association[J]. Circulation，2022，145(8)：e153－e639.

[9] 中国心血管健康与疾病报告编写组.中国心血管健康与疾病报告 2022 概要[J].中国循环杂志,2023,38(6)：583－590.

[10] World Health Organization. Global report on hypertension：the race against a silent killer［R］. Geneva，Switzerland：World Health Organization，2023：1－276.

[11] GBD 2019 Stroke Collaborators. Global，regional，and national burden of stroke and its risk factors，1990－2019：A systematic analysis for the global burden of disease study 2019[J]. Lancet Neurol，2021，20(10)：795－820.

[12]《中国脑卒中防治报告》编写组,王陇德.《中国脑卒中防治报告 2020》概要[J].中国脑血管病杂志,2022,19(2)：134－144.

[13] BRAGAZZI N L，et al. Burden of heart failure and underlying causes in 195 countries and territories from 1990 to 2017[J]. Eur J Prev Cardiol，2021，28(15)：1682－1690.

[14] YANG J，BUTLER J，YANG X，et al. Contemporary epidemiology，management，and outcomes of patients hospitalized for heart failure in China：results from the China Heart Failure (China-HF) registry[J]. J Card Fail，2017，23(12)：868－875.

[15] KHAN MINHAHAS A M，et al. Racial and ethnic disparities in cardiovascular disease-analysis across major US national databases[J]. Journal of the American Heart Association，2024，116(3)：258－270.

[16] MAZIMBA S，PETERSON P N. JAHA spotlight on racial and ethnic disparities in cardiovascular disease[J]. J Am Heart Assoc，2021，10. 1161/JAHA.121.023650.

[17] LIU S，LI Y，ZHOU M，et al. Burden of cardiovascular diseases in China，1990－2016：findings from the 2016 global burden of disease study[J]. JAMA cardiology，2019，4(4)：342－352.

第二章

动脉硬化

　　动脉硬化是随着年龄增长而逐渐进展的血管疾病。于 2020年进行的一项流行病学调查显示,30～79 岁人群中,全球颈动脉内膜中层增厚的患病率约为 27.6%,相当于 10.667 亿人;颈动脉粥样硬化斑块的患病率约为 21.1%,相当于 8.157 6 亿人;颈动脉狭窄的发病率约为 1.5%,相当于 5 779 万人[1]。动脉硬化过程可以逐渐进展,影响血液流动,最终可能导致血管狭窄或堵塞,进而引发心肌梗死和脑卒中等严重疾病。

　　世界心脏病联盟(WHF)、全球心血管疾病负担特别报告和中国心血管健康与疾病报告均指出,心肌梗死是全球死亡率最高的疾病之一,严重威胁着人类的健康和生命。

　　脑卒中是一种突发的脑血管疾病,可以导致瘫痪、失语、认知障碍等严重后果,给患者和家庭带来巨大的负担。

　　此外,动脉硬化还可能导致其他器官的疾病,如肾脏疾病、外周血管疾病等。这些疾病不仅严重影响患者的生活质量,还可能导致残疾和死亡。我们应该加强对动脉硬化的认识和预防,通过科学的生活方式和积极的治疗,保护自己的心脑血管健康。只有保持血管健康,才能拥有健康的生活。

第一节　动脉硬化的定义与病因

1. 什么是动脉硬化

动脉硬化是动脉血管壁的纤维性病变,特别是以动脉壁的中膜增厚、纤维化、收缩/舒张功能减退为临床特征。动脉硬化有多种不同的病理变化,如动脉壁中的胶原蛋白和弹性纤维增加、钙盐沉积、血管内膜增厚等,这些变化导致动脉壁变厚、变硬和失去弹性。当动脉硬化发生在大动脉时,管腔通常变大;当发生在小动脉时,管腔通常变小。动脉硬化通常在青少年时期发生,至中老年时期逐渐加重,最终可能导致血管狭窄或堵塞。

2. 动脉硬化的发病机制

动脉硬化的发病机制是复杂的,涉及多个相互关联的环节[2]。

1) 血管内皮损伤

动脉硬化的起始通常是血管内皮细胞损伤。这种损伤可能由多种因素引起,包括高血压、吸烟、饮酒、高血糖、高血脂、高尿酸、高同型半胱氨酸、长期慢性失眠、持续高压力生活、氧化应激、炎症和感染等。血管内皮损伤后,血管壁的通透性增加,使血液中的胶原蛋白、脂质、钙盐和炎症细胞更容易渗透至内皮下层,导致弹性纤维增加、血管内膜增厚[3]。

2) 脂质沉积

血液中的低密度脂蛋白(LDL)通过受损的内皮进入血管壁,并在内皮下积聚。随着时间推移,低密度脂蛋白被氧化,产生氧化低密度脂蛋白(ox-LDL),后者具有强烈的炎症性和细胞毒性。巨噬细胞通过清道夫受体吞噬ox-LDL,转变为泡沫细胞,这些泡沫细胞在内皮下积聚,形成脂肪条纹[4]。

3）炎症反应

炎症反应在动脉硬化的发病机制中起着关键作用[5]。炎症细胞(如巨噬细胞、T淋巴细胞)释放炎症因子(如肿瘤坏死因子- α、白细胞介素- 1β),促进内皮损伤、平滑肌细胞增殖和迁移,以及纤维帽形成。炎症反应与氧化应激相互紧密关联,激活级联反应,自由基损伤,最终导致斑块不稳定,斑块破裂和血栓形成的风险增加。

4）血小板聚集与血栓形成

斑块的破裂或侵蚀暴露了血管内的胶原和组织因子,激活血小板和凝血系统,导致血栓形成。血栓可以部分或完全阻塞血管腔,引起急性心血管事件,如心肌梗死或脑卒中。

5）遗传和环境因素

遗传因素在动脉硬化的发病机制中也起着重要的作用[6]。研究表明,家族史、遗传变异(如脂蛋白受体基因突变)和其他遗传标志物(如单核苷酸多态性)都与动脉硬化的风险增加有关。此外,环境因素如饮食习惯、生活方式和慢性应激也会影响动脉硬化的发病过程。

综上所述,动脉硬化的发病机制是一个多因素参与的复杂过程,涉及内皮损伤、胶原蛋白和脂质沉积、炎症反应和氧化应激、平滑肌细胞增殖、血小板聚集和遗传因素等多个方面。这些因素相互作用,共同推动动脉硬化的发生和发展。预防和治疗动脉硬化需要针对这些关键环节采取综合措施。

3. 动脉硬化的病理生理过程

动脉硬化的病理生理过程是一个复杂的、多阶段的过程,涉及多种类型的细胞和分子机制[7]。下面详细阐述动脉硬化的病理生理过程。

1）动脉硬化的早期变化

动脉硬化通常开始于血管内皮细胞损伤,内皮细胞损伤后,血管壁通透性增加,使血液中的脂质和胶原蛋白更容易渗透到内皮下层,导致血管内膜增厚,弹性下降。此外,损伤的内皮细胞会释放炎症因子,吸引白细胞和血小板聚集在损伤部位,从而加剧炎症反应。

2)动脉粥样斑块的形成与进展

在早期变化的基础上,血液中的低密度脂蛋白(LDL)被氧化,转变为泡沫细胞,最终在内皮下积聚形成脂肪条纹。随着炎症反应的加剧,平滑肌细胞从血管中层迁移到内皮下层,并在炎症因子的作用下增殖,开始合成细胞外基质,形成纤维帽。纤维帽覆盖在脂肪条纹上,逐渐形成成熟的斑块。在这个过程中,斑块内部的脂质核心大小和纤维帽的厚度决定了斑块的稳定性。

3)斑块破裂与血栓形成

斑块内部的脂质核心越大,纤维帽越薄,斑块就越不稳定、容易破裂,导致脂质流入血管腔,并暴露血管内皮下的胶原和组织因子。这会激活血小板和凝血系统,导致血栓形成。血栓可以部分或完全阻塞血管腔,引起急性心脑血管事件,如心肌梗死或脑卒中。

4)动脉狭窄与闭塞

随着斑块的增大和纤维帽逐渐增厚,血管腔逐渐狭窄,影响血液流动。这种狭窄可以导致器官和组织的血液供应不足,引起相应的临床症状,如心绞痛、间歇性跛行等。在严重的情况下,微小血栓可完全阻塞血管腔,导致急性缺血事件,或者形成慢性闭塞性动脉硬化性损害。

综上所述,动脉硬化的病理生理过程包括动脉硬化的早期变化、动脉粥样斑块的形成与进展、斑块破裂与血栓形成、动脉狭窄与闭塞等多个阶段。这些阶段相互关联,共同推动了动脉硬化的发生和发展。

4. 动脉硬化的危险因素

关于动脉硬化的危险因素,可以进一步细分为不可改变(如年龄、性别)和可改变(如血压和血脂水平)的。

1) 年龄

年龄是动脉硬化最重要的不可改变的危险因素之一。随着年龄的增长,动脉硬化的风险也逐渐增加。动脉硬化通常是在青少年时期发生,至中老年时期逐渐加重,这是多种生物学和生理学变化导致的结果。下面是年龄影响动脉硬化进程的几个方面。

(1) 血管壁变化。随着年龄增长,血管壁可能会变得更加僵硬和厚实,弹性降低,这种变化会导致血管扩张能力下降,血压升高。

(2) 脂质代谢变化。随着年龄增长,身体的脂质代谢能力会逐渐下降,导致血液中胆固醇和甘油三酯水平升高,加剧动脉壁内脂质斑块积聚。

(3) 炎症水平增加。随着年龄增长,慢性炎症水平会逐渐增加,这将推进动脉硬化的进程。

(4) 内皮细胞功能下降。内皮细胞是血管腔内最外一层细胞,负责调节血管的张力和炎症反应。随着年龄增长,内皮细胞功能会逐渐下降,从而导致动脉硬化发生。

(5) 累积的氧化应激。随着时间推移,体内会累积越来越多的氧自由基,损害血管内皮细胞和平滑肌细胞,加剧动脉硬化。

(6) 生活方式因素。随着年龄增长,人们的活动量可能减少,饮食习惯也可能变得更加不健康,这些因素都会增加动脉硬化的风险。

(7) 合并疾病。随着年龄增长,患高血压、糖尿病、心脏病等慢性疾病的风险增加,这些疾病都会加速动脉硬化的进程。

2) 性别

性别对动脉硬化的影响是复杂的,涉及生物学差异、激素水平和生活方式等因素。性别通过以下几方面影响动脉硬化的进程。

（1）激素差异，包括雌激素和睾酮。

雌激素：女性体内雌激素水平较高，雌激素对血管有保护作用[8]，可以促进血管扩张，降低血压，减少氧化应激，改善血脂水平。因此，绝经期前的女性相较于同龄男性，动脉硬化的风险较低。

睾酮：男性体内的睾酮水平较高，可能会加速动脉硬化的发展[9]。

（2）生理结构差异，如血管大小、心脏结构等。

血管大小：女性的血管通常比男性细小，可能会影响血流动力和血管壁的压力。

心脏结构：女性的心脏通常比男性小，心率和血压的调节方面，男女性可能有所不同。

（3）代谢差异，包括脂肪分布和血脂水平等。

血脂水平：绝经前女性因雌激素作用，通常具有较高的高密度脂蛋白（HDL，"好胆固醇"）水平，有助于降低动脉硬化的风险。

（4）生活方式差异，包括吸烟和饮酒、职业压力等。

吸烟和饮酒：男性吸烟和饮酒的比例通常高于女性，这些行为是动脉硬化的主要危险因素。

（5）疾病发展差异。男性在年轻时动脉硬化的风险较高；女性则在绝经后动脉硬化的风险迅速增加，尤其在更年期后，雌激素水平下降，其对心血管系统的保护作用也有所削弱。

（6）症状表现差异。女性可能表现不同于典型症状的心脏病症状，如胸痛表现不如男性典型，这可能会导致诊断和治疗的延迟。

3）遗传因素

家族中有心脏病史的个体，尤其是早期心脏病史，患动脉硬化的风险更高。某些单基因遗传疾病,如家族性高胆固醇血症(FH),会导致血液中低密度脂蛋白("坏胆固醇")胆固醇水平异常升高,从而显著增加动脉硬化的风险。动脉硬化通常是多基因遗传,即在多个基因的微小影响共同作用下,加上环境因素,导致疾病发生。某些基因变异(如与脂质代谢、血压调节、炎症反应和凝血机制相关的基因变异)可能会增加个体患动脉硬化的风险。

4)高血压

高血压是指血液在动脉内对血管壁施加的力持续过高。长期高血压会对动脉内膜造成损伤,进而引发动脉硬化的病理生理进程,增加心肌梗死、脑卒中和肾病的风险。高血压平时一般不产生症状,但长此以往可能造成严重的后果。医生、护士报血压时会说两个数字,例如"130/80",依次代表心脏收缩和舒张时的动脉内压。"血压升高"是警示用语,不代表患高血压,只是说明血压高于理想的健康范围。

通常许多专家对高血压、血压升高和正常血压界定如下:

(1)高血压:高压≥140 mmHg 和/或低压≥90 mmHg;

(2)血压升高:高压介于 120~139 mmHg 和/或低压介于 80~90 mmHg;

(3)正常血压:高压<120 mmHg 和低压<80 mmHg。

2019 年全球疾病负担调查显示,高血压是目前我国动脉粥样硬化性心血管疾病的首要风险因素。对高血压管理,降压达标是第一位。我国现有的高血压指南仍把血压目标值确定为<140/90 mmHg;如可耐受,可降至 130/80 mmHg,此谓"强化降压"。在此基础上,越来越多的临床研究证实了强化降压的获益。2001年国际顶级刊物《新英格兰医学杂志》发文证明强化降压可以降低心血管疾病发生风险[10],2023 年美国心脏病协会重磅发布

ESPRIT研究结果表明,强化降压可显著降低主要心血管事件和死亡风险。主要病因机制是长期高血压会增加血管壁的压力,使血管内皮细胞功能受损,动脉逐渐失去弹性,变得僵硬;还会降低其释放一氧化氮等血管舒张因子的能力,从而影响血管的正常舒张和收缩;并导致动脉壁的平滑肌细胞增殖,使血管壁逐渐增厚,血管结构发生改变,血管腔狭窄。高血压还会导致内皮损伤激活免疫系统,引发炎症反应,促进白细胞和其他炎症细胞的聚集,释放炎症介质,并增加氧化应激和血管壁的氧化损伤,进一步损伤血管壁,加速动脉粥样硬化的发展。

5)高血脂

血脂异常是一个"温柔"的杀手,很多人虽然没有明显的不舒服,但血管已经被脂质慢慢地"侵蚀"了。脂质,如胆固醇和甘油三酯,均不溶于血浆。循环中的脂质以脂蛋白的形式被转运到各个组织,用于提供能量、脂质沉积、生成甾体激素、形成胆汁酸。脂蛋白由酯化和未酯化的胆固醇、甘油三酯、磷脂和载脂蛋白组成。载脂蛋白主要包括:apoA(高密度脂蛋白的结构蛋白和卵磷脂-胆固醇酰基转移酶的激活因子)、apoB(中间密度脂蛋白、低密度脂蛋白和脂蛋白a的结构蛋白)、apoC(脂蛋白脂肪酶的必需辅因子和卵磷脂-胆固醇酰基转移酶的激活因子)、apoD(胆固醇酯转运蛋白的必需辅因子)和apoE(肝乳糜微粒和极低密度脂蛋白残粒受体的配体,也是低密度脂蛋白受体的配体),它们因结构变异或代谢改变可导致脂质处理异常,所以了解不同载脂蛋白的主要功能有重要的意义。

血浆中有6种主要的脂蛋白,分别是乳糜微粒(CM)、极低密度脂蛋白(VLDL)、中间密度脂蛋白(IDL)、低密度脂蛋白(LDL)、高密度脂蛋白(HDL)和脂蛋白(a)。

乳糜微粒(CM):是其中体积最大和密度最小的一种。其与多种载脂蛋白有关,包括 apoA、apoB、apoC 和 apoE。它在小肠上皮细胞的内质网和高尔基体上装配而成,主要成分为脂肪(95%),也含有少量的胆固醇和胆固醇酯(5%)。乳糜微粒分泌后,先进入淋巴系统,再通过胸导管进入血液。在血液里其被代谢成更小、更致密的残粒,称为乳糜微粒残粒。乳糜微粒的作用是将小肠吸收的脂肪运输至体细胞作为燃料,并将食物中的胆固醇运输至肝细胞。

极低密度脂蛋白(VLDL):其颗粒主要在肝脏组装,与 VLDL 相关的主要载脂蛋白是 apoB、apoC 和 apoE。肝脏可以利用葡萄糖、氨基酸或游离脂肪酸合成甘油三酯,然后与蛋白质一起包装成极低密度脂蛋白送入血液,以便将甘油三酯运送到脂肪组织储存或供其他组织利用。进入血液中的极低密度脂蛋白(其中甘油三酯约占 52%)会快速地经由脂蛋白脂解酶作用将甘油三酯水解并移除,渐而转变成为中密度脂蛋白和低密度脂蛋白。

中间密度脂蛋白(IDL):由 VLDL 水解而形成,密度和大小介于极低密度脂蛋白与低密度脂蛋白之间。IDL 颗粒携带胆固醇酯和甘油三酯。相关载脂蛋白是 apoB、apoC 和 apoE。

低密度脂蛋白(LDL):LDL 是一种球形颗粒的脂蛋白粒子,其直径为 18~25 nm(纳米),负责在血液内运载脂肪酸分子至全身,供细胞使用。低密度脂蛋白是由肝脏所产生的极低密度脂蛋白水解的最终阶段,与 apoB 和 apoC 有关。

高密度脂蛋白(HDL):其颗粒携带胆固醇酯,与 apoA、apoC、apoD 和 apoE 有关。可以从动脉硬化斑块中移除胆固醇,并将其运送回肝脏使其排出体外。血液中大约 30% 的胆固醇是通过高密度脂蛋白运输的。

脂蛋白(a):也称为 Lp(a),与 apoA、apoB、apoC 和 apoE 有关,其血清绝对浓度升高被认为是动脉粥样硬化性心血管疾病的一个危险因素。一项大型的、基于美国当代队列的长期随访研究，证明了对基线有或无动脉粥样硬化性心血管疾病的个体而言，脂蛋白(a)升高与主要不良心血管事件之间具有独立相关性[11]。同时，一项针对亚洲人群的大型临床回顾性研究证明，脂蛋白(a)水平升高与动脉粥样硬化性心血管疾病风险增加显著相关，这将有助于医生评估发生心血管事件的长期风险[12]。另外，英国生物银行队列和两个大型 RCT 队列，探究出在一级预防和二级预防人群中，无论基线 C 反应蛋白水平如何，较高的脂蛋白(a)均与主要不良心血管事件相关[13]。

高血脂，也称为高脂血症，主要是指血液中的某些脂质成分浓度异常升高。根据《中国成人血脂异常防治指南》的定义，血脂异常通常包括以下几种情况：

(1) 总胆固醇(TC)：合适水平是小于 5.18 mmol/L，5.18～6.19 mmol/L 为边缘升高，大于等于 6.22 mmol/L 为升高；

(2) 甘油三酯(TG)：合适水平是小于 1.7 mmol/L，1.70～2.25 mmol/L 为边缘升高，大于等于 2.26 mmol/L 为升高；

(3) 低密度脂蛋白胆固醇(LDL - C)：合适水平是小于 3.37 mmol/L，3.37～4.12 mmol/L 为边缘升高，大于等于 4.14 mmol/L 为升高；

(4) 高密度脂蛋白胆固醇(HDL - C)：合适水平是大于等于 1.04 mmol/L，低于 1.04 mmol/L 为降低。

血脂异常诊断主要是通过临床的日常检查及常规的健康体检。《中国成人血脂异常防治指南》建议 20 岁以上的成年人每 5 年测量 1 次空腹血脂，40 岁以上男性和绝经后妇女每年进行血脂检查，而对缺血性心血管病及高危人群，则每 3～6 个月测定 1 次血脂。值得注意的是，血脂水平受生活方式及饮食习惯影响较大，也与性别、年龄等有关。因此，目前不主张使用"正常值"的概念，而是根据血脂水平对心血管病发生和发展的影响来提供一个合适的范围。

　　高血脂，尤其是高胆固醇血症，是导致动脉硬化的重要危险因素。2019年全球疾病负担调查显示，低密度脂蛋白胆固醇增高被列为我国动脉粥样硬化性心血管疾病第二位风险因素。血液中的胆固醇通过脂蛋白运输，主要有低密度脂蛋白和高密度脂蛋白两种类型。低密度脂蛋白被称为"坏胆固醇"，因为当低密度脂蛋白水平过高时，会在动脉壁内积累。低密度脂蛋白胆固醇可以通过血管内皮细胞的间隙进入动脉壁。一旦低密度脂蛋白胆固醇进入动脉壁，就可能会被氧化，变成氧化低密度脂蛋白。氧化低密度脂蛋白对血管壁有毒性，可以引发炎症反应。炎症细胞（如单核细胞和巨噬细胞）被吸引到氧化低密度脂蛋白积聚的地方，会吞噬氧化低密度脂蛋白，形成泡沫细胞。泡沫细胞积累，导致动脉壁中的脂肪条纹形成，这是动脉硬化的早期迹象。随着时间推移，泡沫细胞死亡并释放出脂质，导致更多的炎症和细胞增殖。平滑肌细胞也会迁移到该区域，并分泌胶原蛋白等基质蛋白，形成更加稳定的斑块。斑块增大，导致动脉内腔狭窄，减少了血液流向心脏和其他脏器及组织的量。斑块可能会破裂，释放出内部的脂质核心和血栓形成物质，可能导致血栓形成而阻塞血液流动，引发冠心病或脑卒中。

　　目前他汀类药物治疗主要用于降低循环中低密度脂蛋白胆固醇水平，但其可能无法有效降低富含甘油三酯脂蛋白相关胆固醇。富含甘油三酯脂蛋白会在血流中发生脂解而产生脱脂颗粒，其中含有相对更多的胆固醇和更少的甘油三酯。因此，即使低密度脂蛋白胆固醇水平正常，如果富含甘油三酯脂蛋白相关胆固醇仍然偏高，则仍有残余风险。富含甘油三酯的脂蛋白增加内皮细胞激活，促进单核细胞浸润动脉壁，并通过转录因子（AP－1）增加促炎基因的激活。富含甘油三酯的脂蛋白残粒能够穿透动脉壁,并可能被滞留。一旦进入动脉壁,其胆固醇成分可能直接促发动脉粥样硬化过程。富含甘油三酯的脂蛋白转运的胆固醇含量比 LDL 颗粒高。

尽管高甘油三酯血症是未来发生动脉粥样硬化事件的危险因素,但因果关系尚不明确。原因之一,是其他脂蛋白与增加心血管风险的疾病之间也存在关联,例如胰岛素抵抗性疾病。由于携带 apoC-Ⅲ 的 VLDL 颗粒上富含甘油三酯脂蛋白清除延迟或脂蛋白脂肪酶活性降低(在胰岛素抵抗患者中常见),VLDL 残粒可进入血管壁或转化为小颗粒 LDL。小颗粒 LDL 的 apoB 构象改变会降低 LDL 受体介导的清除效率,使这些微粒在循环中长时间停留,从而容易发生氧化、糖基化和糖氧化。当乳糜微粒残粒或 VLDL 颗粒的浓度过高时,胆固醇酯转移蛋白会介导富含甘油三酯的脂蛋白与含胆固醇 HDL 颗粒进行脂质交换,从而降低 HDL-C 水平。富含甘油三酯的 HDL 颗粒促使巨噬细胞胆固醇外流的作用减弱。

6) 糖尿病

糖尿病的分类包括 1 型糖尿病(T1DM)、2 型糖尿病(T2DM)、妊娠期糖尿病(GDM)以及其他特殊类型糖尿病。1 型糖尿病是由于胰岛 β 细胞被破坏,常导致胰岛素绝对缺乏;2 型糖尿病是因胰岛素抵抗伴随不同程度的胰岛素分泌不足所致;妊娠期糖尿病是在妊娠中晚期诊断的糖尿病;其他类型糖尿病包括单基因糖尿病、胰腺外分泌疾病、药物或化学物品引起的糖尿病等。

糖尿病的诊断标准通常包括以下几种情况:

(1) 空腹血糖(FPG):当空腹血糖水平 $\geqslant 7.0$ mmol/L (126 mg/dL),可以诊断为糖尿病;

（2）口服葡萄糖耐量测试 2 小时血糖（OGTT 2hPG）：当 75 g 无水葡萄糖负荷后 2 小时血糖水平≥11.1 mmol/L(200 mg/dL)，可以诊断为糖尿病；

（3）糖化血红蛋白（HbA1c）：在有严格质量控制的实验室，采用标准化检测方法测定的 HbA1c 水平≥6.5%，可以作为糖尿病的补充诊断标准；

（4）随机血糖（RPG）：加上典型的高血糖症状，如多尿、烦渴或多饮以及体重下降，随机血糖水平≥11.1 mmol/L(200 mg/dL) 也可以诊断为糖尿病。

需要注意的是，糖尿病的诊断，除非患者有明确的临床诊断，其他情况下均需重复检测以便确诊。当两次不同的检测项目结果不一致时，应重复实施高于正常值上限的项目。在诊断糖尿病时，医生还会考虑其他因素，如发病年龄、起病特点、特殊用药史、已知疾病及基本检测结果，以排除更具特点的其他类型糖尿病，并进行正确的分型诊断。

糖尿病可以通过慢性高血糖、氧化应激、炎症因子、脂质代谢异常、纤维蛋白溶解系统失衡、胰岛素抵抗等。多种机制损害血管内皮细胞和平滑肌细胞，导致动脉硬化[14]。

（1）慢性高血糖。糖尿病患者的血糖水平长期偏高，会导致血管内皮细胞损伤。血管内皮是血管腔内最外层细胞，它们在调节血管张力和血液凝固等方面起重要的作用。高血糖会使血管内皮细胞功能受损，从而促进动脉硬化发展。

（2）氧化应激。高血糖时，细胞内糖酵解途径增强，产生大量的还原型烟酰胺腺嘌呤二核苷酸（NADH）。NADH 在细胞色素 b5 还原酶的催化下，将氧分子还原成超氧阴离子（O_2^-），从而产生氧自由基。过多的葡萄糖还通过多元醇通路代谢，产生大量的山梨醇和果糖。这个过程消耗了大量的还原型烟酰胺腺嘌呤二核苷酸磷酸(NADPH),导致 NADPH 减少,从而减弱了细胞的抗氧化能力,从而产生过多的氧自由基。这些氧自由基会损伤血管,导致血管内皮细胞炎症反应和粥样硬化斑块的形成[15]。

(3) 炎症因子。糖尿病,尤其是 2 型糖尿病,与慢性低度炎症状态有关,这种状态称为代谢性炎症或代谢性炎症综合征[16]。这种炎症状态被认为是胰岛素抵抗和糖尿病发病机制的关键组成部分。糖尿病患者体内的炎症因子包括肿瘤坏死因子-α(TNF-α)、白细胞介素-1(IL-1)、白细胞介素-6(IL-6)、C 反应蛋白(CRP)。炎症因子会吸引免疫细胞到血管壁,这些细胞可以释放更多的炎症介质,进一步损伤血管内皮细胞。

(4) 脂质代谢异常。糖尿病患者常伴随脂质代谢异常,如高甘油三酯和低密度脂蛋白胆固醇(LDL-C)水平升高,高密度脂蛋白胆固醇(HDL-C)水平降低。这些脂质异常可以促进泡沫细胞形成,泡沫细胞是动脉粥样硬化斑块中的主要成分。

(5) 纤维蛋白溶解系统失衡。纤维蛋白溶解是人体内一种重要的生理过程,负责溶解血液中纤维蛋白凝块,以维持血液循环畅通。糖尿病患者由于胰岛素抵抗、高血糖或炎症反应等因素导致纤维蛋白溶解酶原激活剂活性降低、纤维蛋白溶解系统失衡,导致血栓较易形成,加速了动脉硬化的进程。

(6) 胰岛素抵抗。胰岛素抵抗是指身体组织对胰岛素的反应减弱,导致胰腺需要分泌更多的胰岛素以维持正常的血糖水平。胰岛素抵抗会导致血管平滑肌细胞的增生和迁移[17],这些都是动脉硬化发生的关键步骤。胰岛素抵抗会导致胰岛素样生长因子-1(IGF-1)信号通路激活,在调节细胞生长、分化和迁移中起重要作用的 PI3K/Akt 和 MAPK 通路改变,转化生长因子-β(TGF-β)表达和活性增加,血小板衍生生长因子(PDGF)表达和释放增加,这些都会导致血管平滑肌细胞的增生和迁移。

7）高尿酸血症

高尿酸血症,即血液中尿酸水平升高,与动脉粥样硬化的发生和发展有一定的关联。尿酸是人体代谢嘌呤的终产物,通过肾脏排出体外。当尿酸生成过多或排泄不足时,都会导致高尿酸血症。高尿酸血症的诊断标准,通常是指在正常嘌呤饮食下,不分性别,非同日两次空腹血尿酸水平超过 420 μmol/L。这是因为在血尿酸水平达到饱和浓度 420 μmol/L 时,尿酸盐(单钠尿酸盐)晶体可能析出并在组织中沉积,导致相关症状和并发症的发生。此外,高尿酸血症的临床分型可以根据 24 小时尿尿酸和尿酸排泄分数(FEUA)两个指标来进行。具体分型如下:

（1）肾脏排泄不良型:24 小时尿尿酸≤ 600 mg(3.57 mmol),且 FEUA < 5.5%;

（2）肾脏负荷过多型:24 小时尿尿酸> 600 mg,且 FEUA ≥ 5.5%;

（3）混合型:24 小时尿尿酸> 600 mg 且 FEUA < 5.5%;

（4）其他型:24 小时尿尿酸≤ 600 mg 且 FEUA ≥ 5.5%。

这些分型有助于医生了解患者高尿酸血症的成因,从而选择更为合适的治疗方案。

虽然尿酸可以作为一种抗氧化剂,但在高浓度状态下,尿酸可能反而促进氧化应激,损伤血管内皮细胞,促进低密度脂蛋白胆固醇(LDL - C)氧化,形成氧化 LDL[18],后者是动脉粥样硬化病理过程的关键危险因素。尽管高尿酸血症与动脉粥样硬化存在一定的关联,但目前尚无充分的证据表明高尿酸血症是动脉粥样硬化的直接原因。然而,控制尿酸水平对于预防和管理心脑血管疾病仍然是一个重要的考虑因素。高尿酸血症患者应适当地调整饮食和生活方式,必要时使用药物进行治疗,以降低心脑血管疾病的风险。

8）吸烟

虽然吸烟（即使是被动吸烟）与动脉硬化的关系已明确[19]，但吸烟促发动脉硬化的机制尚不明确。该过程很可能涉及多种因素，因为吸烟的很多影响都可能促使动脉硬化发生[20]。

烟草烟雾中含有大量的自由基和氧化剂，如一氧化碳（CO）、尼古丁、多环芳烃（PAHs）等，这些物质都可导致碳氧血红蛋白浓度升高，增加体内氧化应激水平，直接损伤血管内皮细胞，并导致脂质过氧化，增加动脉粥样硬化的风险。其亦可以激活免疫系统，导致炎症细胞聚集和炎症介质释放，这些炎症介质可以损伤血管内皮，促进白细胞和血小板黏附至血管壁，并通过抑制内皮释放组织纤溶酶原激活物，升高血液纤维蛋白原浓度，增加血小板活性（可能为交感神经活性增强所致），增加组织因子表达，继发的红细胞增多症则使全血黏度增加。吸烟还可以直接影响内皮细胞的功能，减少一氧化氮（NO）的生物利用度，而一氧化氮是一种关键的血管舒张因子，对维持血管稳态至关重要。吸烟还可对血脂产生不利影响（低密度脂蛋白胆固醇和甘油三酯升高，高密度脂蛋白胆固醇降低），且与胰岛素抵抗有关。此外，香烟烟雾中的自由基还会损害脂类，导致形成促动脉粥样硬化的氧化微粒，即氧化低密度脂蛋白胆固醇。吸烟亦可激活交感神经系统，使心率和血压增加，皮肤血管收缩，还可能使冠状动脉血管收缩。吸烟可损伤血管壁，这可能导致前列环素生成受损和血小板-血管壁相互作用增强，降低主动脉的弹性，导致管壁硬化和受损。现已证实吸烟与血清高半胱氨酸水平升高有关，后者可通过多种机制诱导血管损伤。吸烟以及被动暴露于烟雾可损伤正常冠状动脉的内皮依赖性血管舒张功能，并减少冠状动脉血流储备。除了缩窄心外膜冠状动脉和较大小动脉的管腔外，吸烟还可通过多种生化、生理和代谢因素引起微血管收缩。

吸烟的分级标准并没有一个统一的国际定义,但是可以根据吸烟指数来评估吸烟者的吸烟量和相关健康风险。吸烟指数可通过每天吸烟的支数乘以吸烟年数来计算。例如,一个烟民吸烟 30 年,平均每天吸一包(20 支),那么这位烟民的吸烟指数就是:$30 \times 20 = 600$。医学上通常将吸烟指数大于 400 的烟民视为患肺癌的高危人群。

此外,烟草依赖也被视为一种慢性疾病,国际疾病分类(ICD - 10)编码为 F17.2,具有相应的临床诊断标准。烟草依赖的临床诊断标准参照 ICD - 10 中关于药物依赖的诊断条件,如果在过去 1 年内体验过或表现以下 6 项中的至少 3 项,可以诊断为烟草依赖:

(1)强烈渴求吸烟;

(2)难以控制吸烟行为;

(3)当停止吸烟或减少吸烟量后出现戒断症状;

(4)出现烟草耐受表现;

(5)为吸烟而放弃或减少其他活动及喜好;

(6)不顾吸烟的危害而坚持吸烟。

吸烟不光是肺癌的重要危险因素,也是动脉粥样硬化性心血管疾病、脑血管疾病、心力衰竭和全因死亡的主要独立危险因素,其与这些疾病的关联有明显的剂量依赖性[21]。每天至少吸烟 20 支的女性和男性心肌梗死发病率分别是从不吸烟者的 6 倍和 3 倍。即使吸烟量极低,也有发生心血管事件的风险,每日吸烟少于 5 支者发生急性心肌梗死等心血管事件的风险较从不吸烟者也更高。即使每日只吸烟 1 支也会使冠状动脉性心脏病发病风险增加约 50%,脑卒中风险增加约 25%。曾有研究者随访了美国 Jackson 心脏病研究中心的 4 129 例黑人参与者,既往均无心力衰竭史,中位随访时间 8 年,结果发现,当前吸烟者和过去吸烟年数>15 年的既往吸烟者更容易发生心力衰竭,风险显著高于从不吸烟者[22]。已确诊冠状动脉性心脏病并继续吸烟的患者，再度发生心肌梗死和死亡(包括心脏性猝死)的风险均增加，而心肌梗死后戒烟者的复发风险则逐渐降低。心脏病数据前瞻性队列研究汇总了 8 项前瞻性研究、共 266 787 例 40～89 岁成人的数据，这些受试者在 1974—1996 年入组，接受了平均长达 8 年的随访，分析结果表明，每日吸烟数≥15 支的当前吸烟者的冠状动脉性心脏病风险约为非吸烟者的 2.5 倍。每日吸烟 15 支以下的受试者发生冠状动脉性心脏病的风险为不吸烟者的近 2 倍[23]。一项心血管风险(INTERHEART)研究中 27 089 例受试者(其中，12 461 例为急性心肌梗死患者，14 637 例为对照)的病例对照研究发现，每日吸烟数与急性心肌梗死风险之间存在明确的剂量-反应关系[24]。每日吸烟量每多一支，心肌梗死比值比增长为 1.056。每日吸烟 40 支或以上者发生心肌梗死的可能性为从不吸烟者的 9 倍。累计烟龄也与发生冠状动脉性心脏病事件的风险有关，烟龄越长、数量越多，则风险越高。有关非香烟烟雾(如烟斗、雪茄、无烟烟草等)的冠状动脉性心脏病风险，研究数据尚不明确。许多研究显示，吸烟斗或雪茄会增高冠状动脉性心脏病风险；但其他一些研究并未得出该结论。非吸烟者暴露于二手烟环境会增加患冠状动脉性心脏病的风险。虽然二手烟引起冠状动脉性心脏病结局的风险估计结果各异，但大多数研究显示其可轻微增加该风险。

戒除香烟及任何形式烟草的益处已被证实，但公众对其知晓和接受的程度可能还较低。在无冠状动脉性心脏病的受试者中，戒烟可使心脏事件发生率降低 7%～47%[25]。吸烟相关心脏风险在戒烟后的几年内会降低，并随着戒烟时间延长而继续下降。在 Framingham 心脏研究初始和后续部分的 8 770 例参与者中(包括 5 308 例中位随访时间为 26.4 年的曾经吸烟者)，与未戒烟者相比，戒烟 5 年内的重大不良心血管事件(包括冠状动脉性心脏病死亡、心肌梗死、脑卒中或心力衰竭）风险显著下降。然而，既往吸烟者的重大不良心血管事件发生率至少需要戒烟 10 年，甚至 15 年，才能接近从不吸烟者[26]。

9）饮酒

饮酒与动脉硬化的关系复杂[34]，适量饮酒（红葡萄酒）可能对心脑血管有一定的保护作用。适量饮酒的标准因研究和建议的来源而有所不同，但普遍认同的原则是适量饮酒应当控制在健康风险最低的水平。根据《柳叶刀》的研究结果，对于不同年龄段和性别的人群，酒精摄入的安全水平有具体建议：

（1）15～39 岁的男性，推荐的理论最小风险暴露水平（TMREL）为每天 0.136 标准饮酒单位①，女性为 0.273 标准饮酒单位；

（2）15～39 岁人群的非饮酒者等效（NDE）水平，男性为 0.249 标准饮酒单位/天，女性为 0.546 标准饮酒单位/天。这表明，对这个年龄段的人群，即使每天只饮用 1 个标准杯的酒精饮品也可能对健康不利；

（3）40 岁及以上人群，尤其是没有潜在健康问题的人，可能从少量饮酒中获得一些健康益处，如降低某些心血管疾病的风险。

（4）40～64 岁人群的酒精安全摄入量范围为每天 0.5～2 标准饮酒单位。此外，世界卫生组织（WHO）建议成年男性每日饮用纯酒精量不应超过 25 g，而成年女性不应超过 15 g。值得注意的是，适量饮酒对健康的影响存在争议，一些研究指出，饮酒与多种疾病有关，包括肝硬化、乳腺癌和结核病等。

标准饮酒单位是一个用来量化酒精摄入量的工具，不同的国家和地区可能有不同的定义。通常一个标准饮酒单位含有特定量

---

① 标准饮酒单位是指含有 15 克酒精量的酒量，相当于麦芽汁浓度 8° 的啤酒 450 ml，或葡萄酒 150 ml，或 38° 的白酒 50 ml，或 50°白酒 30 ml。中国营养学会建议，每个健康成年男性酒精量不超过 25 g/天，每个健康成年女性酒精量不超过 15 g/天。

的纯酒精。例如，在美国，一个标准杯定义为含有大约 14 g 纯酒精的饮料，这相当于：

(1) 12 盎司(约 360 mL)的啤酒，酒精含量约为 5％；

(2) 5 盎司(约 150 mL)的葡萄酒，酒精含量约为 12％；

(3) 1.5 盎司(约 45 mL)的烈酒，酒精含量约为 40％。

在中国，虽然没有统一的标准杯定义，但通常参考国际标准，即一个标准杯大约包含 10 g 纯酒精。这个量大约相当于：

(1) 100 mL 度数为 13 度的红酒；

(2) 375 mL 度数为 3.5 度的啤酒。

需要注意的是，不同饮料的酒精浓度是不同的，因此即使是相同体积的饮料，其酒精含量也可能有很大的差异。因此，了解各种饮料的酒精含量对准确计算酒精摄入量非常重要。适量饮酒的标准不仅要考虑酒精摄入量，还要考虑个体的年龄、性别、健康状况和遗传背景。对于饮酒，最安全的选择可能是根据个人情况和医疗专业人士的建议来确定。

酗酒或大量饮酒的标准通常与个体的健康风险相关，并且根据不同的研究和指南有所差异。根据美国国家酒精滥用及酗酒问题研究所(NIAAA)的定义，成年男性每天饮用超过 4 个标准饮酒单位或每周超过 14 个标准饮酒单位，女性每天超过 3 个标准饮酒单位或每周超过 7 个标准饮酒单位的饮酒量被认为是"低风险"饮酒的上限。超出这一范围的饮酒量通常被视为重度或"危险"饮酒。此外，《中国慢性病及其危险因素监测报告 2007 标准》对"过量饮酒"做出了定义：男性一次喝酒超过 5 个标准饮酒单位，女性超过 4 个标准饮酒单位。标准杯是指一杯含有特定的酒精量的白酒、啤酒、黄酒或葡萄酒。

需要注意的是，不同的人对酒精的耐受度不同，而且饮酒对个体产生的影响也与年龄、性别、健康状况和遗传因素有关。例如，

15～39 岁的男性和女性,哪怕每天只饮用 1 个标准饮酒单位,都可能面临健康风险。因此,虽然有标准可以供参考,但个体情况的差异也非常重要。某些人群,如孕妇、正在服用某些药物的人、有酒精依赖史的人、患有某些疾病的人,以及需要进行高度警觉性活动(如驾驶)的人,应完全避免饮酒。

酗酒或大量饮酒可能通过多种机制促进动脉硬化的进程。酗酒或大量饮酒可以直接损伤血管内皮细胞,长期过量饮酒还会导致血压升高,血液中的甘油三酯和低密度脂蛋白胆固醇(LDL - C)水平升高,高密度脂蛋白胆固醇(HDL - C)水平降低。酒精代谢过程中会产生大量的氧自由基,导致氧化应激增加,促进 LDL 的氧化,形成氧化 LDL。氧化应激和炎症反应相互联系,密不可分,酒精也可以引起全身性炎症反应,促进炎症因子释放。长期过量饮酒还会对心脏和神经系统产生直接的毒性作用,导致心肌损伤、心脏功能不全和神经系统功能损伤,增加心脑血管事件风险和神经退行性疾病发病风险(如帕金森病和阿尔茨海默病)。

10) 缺乏运动

根据世界卫生组织发布的最新《关于身体活动和久坐行为指南》,对 65 岁及以上的老年人,建议每周至少进行 150～300 分钟的中等强度有氧运动,或 75～150 分钟的较高强度有氧运动,或两种强度身体活动等效的组合。有氧运动的标准通常是指在有充分氧气供应的情况下进行的运动,其特点是强度中等、能持续较长时间,且主要肌肉群参与有节律性的运动。具体来说,有氧运动包括走路、跑步、游泳、骑自行车、爬山、跳操等。判断运动是否达到中等强度,可以通过代谢当量(MET)来衡量,中等强度运动在 3～6 MET。另外,可以通过心率来判断运动强度,中等强度有氧运动的心率计算公式为最大心率×(60%～70%),最大心率一般用"220－年龄"来推算。

国务院印发的《健康中国行动（2019—2030）》中提出,鼓励公众每周进行 3 次以上、每次 30 分钟以上的中等强度运动,或者累计 150 分钟中等强度或 75 分钟高强度身体活动,并达到每天 6 000～10 000 步的身体活动量。此外,世界卫生组织建议最佳运动量为每周 300 分钟中等强度运动或 150 分钟大强度运动,这些都可以为达到更优健康效果提供参考。

适度的体育活动有助于维持心脑血管健康[27],有氧运动通过多种途径对血管健康产生积极的影响[28],是预防和降低动脉硬化风险的重要策略[29,30]。下面为有氧运动对心脑血管健康的益处。

（1）促进血液循环:有氧运动增强心肺功能,提高心脏泵血效率,促进全身血液循环,从而有助维持内环境稳定。

（2）提高血管内皮细胞功能:运动训练可以改善血管内皮细胞功能,内皮细胞释放一氧化氮（NO）有助于血管舒张,改善血管弹性。

（3）减少氧化应激和炎症:规律的有氧运动通过降低氧化应激和炎症反应,增强一氧化氮的生物利用度,改善血管内皮细胞的超微结构和功能。

（4）提高高密度脂蛋白胆固醇（HDL－C）水平:高密度脂蛋白胆固醇有助清除血管内的胆固醇,并将其运输到肝脏进行代谢。

（5）降低低密度脂蛋白胆固醇（LDL－C）水平:特别是其中小而密低密度脂蛋白颗粒,这些颗粒更容易导致动脉粥样硬化。

（6）改善血管壁结构:运动可以增加动脉管径和改变管壁与管腔比,实现动脉结构重塑,进而改变动脉功能和降低动脉硬度。

（7）调节血管活性物质:有氧运动通过影响血管活性物质的分泌,如降低内皮素－1 等血管收缩因子,增加血管舒张因子产生,从而改善血管功能。

（8）降低血压和改善血液流动性：长期的有氧运动能够降低血压，减少对动脉壁的压力，同时改善血液流动性，降低血管硬化的风险。

（9）减少慢性疾病风险：有氧运动有助于减少体内脂肪，控制体重，改善血脂和血糖水平，降低患高血压、糖尿病等慢性疾病的风险，这些疾病都是动脉硬化的重要危险因素。

（10）提高血管的生物化学稳定性：运动可以增加血管舒张剂形成，降低血管收缩剂和活性氧（ROS）水平，从而提高血管的生物化学稳定性。

（11）居家血管健康管理：通过运动与智能设备结合，可以便捷地了解血管健康状况，实现居家血管健康管理。

11）高脂饮食

高脂饮食会增加血液中甘油三酯和低密度脂蛋白胆固醇水平，特别是饱和脂肪酸和反式脂肪酸含量高的食物。高水平的低密度脂蛋白胆固醇会在血管壁中沉积，高脂饮食中的脂肪酸在体内代谢过程中会产生大量的氧自由基，这些自由基可以氧化低密度脂蛋白，形成氧化低密度脂蛋白，最终形成泡沫细胞，促进动脉粥样硬化的病理生理进程。高脂饮食通常是指含有较高比例脂肪（特别是饱和脂肪和反式脂肪）的食物。

虽然没有严格的"高脂饮食"标准，但是根据国家卫生健康委员会发布的《成人高脂血症食养指南（2023年版）》（下简称《指南》），有一些建议可以帮助我们理解高脂饮食的界限和风险。

（1）油脂摄入量：《指南》推荐成人每天的烹调油用量控制在25 g以内。

（2）饱和脂肪酸：饱和脂肪酸的摄入量应控制在总能量的10%以内，高胆固醇血症患者应严格控制在7%以内。

（3）胆固醇摄入：高脂血症患者每日胆固醇摄入量应少于

300 mg,高胆固醇血症患者应少于 200 mg。

(4) 反式脂肪酸：每日摄入量不宜超过 2 g,常见于加工食品和烘焙食品中。

(5) 食物多样性：每天摄入食物不少于 12 种,每周不少于 25 种,保证膳食多样化。

(6) 膳食纤维：每日摄入 25～40 g 膳食纤维,其中 7～13 g 为水溶性膳食纤维。

(7) 蛋白质选择：选择低脂的蛋白质来源,如鱼虾、去皮禽肉、瘦肉,以及豆制品。

此外,高脂饮食还应限制高糖食品和饮料的摄入,减少甜食和添加糖的食用,避免过量饮酒,并且采取清淡饮食,控制油、盐、糖的用量。高脂饮食会增加患心血管疾病、肥胖、糖尿病等慢性疾病的风险。

12) 肥胖

肥胖,尤其是腹部肥胖,与胰岛素抵抗密切相关,胰岛素抵抗可以导致血糖和胰岛素水平升高,随之引发的高胰岛素血症会促进动脉壁平滑肌细胞的增生和脂质沉积[31]。肥胖还可以增加交感神经系统的活性,导致血压升高和心率加快,增加心脏负担,亦可以导致炎症反应和氧化应激增强,这些因素均可能增加动脉硬化的风险。

肥胖的诊断标准主要参考以下几点：

(1) 体重指数(BMI)：成人的 BMI 是通过体重(kg,千克)除以身高(m,米)的平方来计算的。根据世界卫生组织的标准,成人 BMI 达到或超过 25 kg/m^2 时为超重,而 BMI 达到或超过 30 kg/m^2 时则为肥胖；

(2) 腰围测量：腰围是评估中心型肥胖的一个有效指标。不同地区和种族的腰围诊断标准可能有所不同。例如,在美国和加

拿大,男性腰围达到或超过 102 cm,女性腰围达到或超过 88 cm 时,就认为存在肥胖相关性疾病的发病风险;

(3) 体脂率:体脂率测定也是诊断肥胖的一种方式。成年男性体脂率超过 25%,女性超过 30%,可考虑为肥胖;

(4) 其他测量方法:除了 BMI 和腰围外,还可以使用生物电阻抗、空气或水置换法、双能 X 线吸收计量法等更精确的方法来评估肥胖;

(5) 儿童和青少年:对 5 岁以下儿童,超重和肥胖的定义是基于身高和体重的标准化生长曲线。5~19 岁的儿童和青少年则使用年龄别 BMI 来定义超重和肥胖;

(6) 特殊人群:对肌肉发达的个体,BMI 可能高估了肥胖程度;而对于肌肉减少症患者,BMI 可能低估了肥胖程度。在这些情况下,可能需要使用其他方法如生物电阻抗分析(BIA)、水下称重或影像学方法(如 CT、MRI 和 DXA)以更准确地评估体脂百分比。

需要注意的是,肥胖的诊断不仅仅依赖单一指标,还应结合患者的整体健康状况、并发症风险以及个体差异进行综合评估。肥胖者往往伴有高甘油三酯和低密度脂蛋白胆固醇水平升高,以及高密度脂蛋白胆固醇水平降低。

13) 持续高压力生活

近年来,人工智能(AI)领域发展日新月异,众多技术进步显著地推动了 AI 的应用和普及。Sora 问世震惊了所有人,它具有将简单的文本描述转换为动态逼真视频的能力,视频时长可达 60 s(秒)。OpenAI 计划在 2027 年让人工智能的智商达到 145,这意味着很多工作岗位将会被人工智能替代。在这样高压力的社会环境下,人们不得不去面对持续高压力的生活,这样的状态将增加动脉硬化发病风险[35]。

14）长期慢性失眠

长期慢性失眠可能导致慢性心理和生理应激,激活交感神经系统,增加儿茶酚胺(如肾上腺素和去甲肾上腺素)分泌,这些激素可以导致血压升高和心率加快,增加动脉硬化和心脑血管疾病发病风险[32,33],还可以导致氧化应激增加,自由基生成增多,抗氧化能力下降,以及发生炎症反应,促进炎症因子(CRP、IL-6 和 TNF-α)释放。长期慢性失眠还可以导致糖脂代谢紊乱,导致胰岛素抵抗和血糖、血脂水平升高,亦可以干扰正常的神经内分泌调节,如影响褪黑素、皮质醇等激素分泌,这些激素的变化可能与动脉粥样硬化的发生有关。

(上海交通大学医学院附属瑞金医院神经内科　王晓丹)

第二节　无症状性动脉硬化

一、无症状性动脉硬化的临床表现

无症状性动脉硬化是指在没有明显症状的情况下,动脉壁逐渐发生硬化,血管壁增厚、变硬,弹性降低,管腔缩小。这种状态可能持续很长时间而不被察觉,因为患者通常不会感到明显的疼痛或其他不适。然而,无症状动脉硬化是心血管疾病的一个潜在风险因素,可能导致未来的健康问题,如高血压、冠心病、脑卒中等。

二、无症状性动脉硬化的常用诊断方法

1. 生理学检查

1）血压测量

高血压是动脉硬化的重要危险因素,定期测量血压有助评估病情,最好每个月进行一次 24 小时动态血压监测,以评估血压是

否可以持续、平稳达标。

2）踝臂指数

踝臂指数，又称踝肱指数（ABI），主要是通过测量踝部动脉（胫后动脉或足背动脉）与上臂动脉（肱动脉）的收缩压比值来评估下肢血液循环情况。

测量方法：测量前，需要卧床休息约 10 分钟，避免劳累和激烈活动后测量。测量时，一般先测量双侧双上肢收缩压并取其平均值（若两侧血压差值大于 10 mmHg，则取高值），再测同侧胫后动脉和足背动脉，取其中的高值作为踝部收缩压。

正常值范围：正常人静息状态下的踝臂指数值一般为 0.9～1.3。

异常值的意义：

踝臂指数低于 0.8 或高于 1.3，表明下肢动脉血管可能存在病变；

踝臂指数 0.8～0.9 为可疑下肢动脉狭窄；

踝臂指数 0.5～0.8 为下肢动脉中度缺血，可能发生血管性间歇性跛行；

踝臂指数＜0.5 为重度动脉缺血，容易发生静息痛甚至肢体坏疽；

踝臂指数＜0.4，则需要及时到血管外科治疗，考虑下肢循环严重受阻，坏死可能性大，可能需要截肢。

3）脉搏触诊

通过触诊脉搏，可以评估脉搏的强度、节律和对称性，有助发现动脉硬化的早期迹象。

4）颈-股动脉脉搏波速测定

颈-股动脉脉搏波速测定（carotid-femoral pulse wave velocity，cf-PWV）是一种用来评估动脉僵硬程度的检测方法。它是通过测量脉搏波在颈动脉与股动脉之间传播的时间来计算的，通常与主动脉的僵硬程度相关联。cf-PWV 是评估心血管疾病风险和全身动脉硬化的一个重要指标。

2. 生物化学检查

1）血脂测定

血脂异常是动脉硬化的主要危险因素之一，包括总胆固醇（TC）、甘油三酯（TG）、低密度脂蛋白胆固醇（LDL－C）和高密度脂蛋白胆固醇（HDL－C）等指标。

2）血糖和糖化血红蛋白

血糖和糖化血红蛋白（HbA1c）用于评估糖尿病患者的血糖控制情况，糖尿病是动脉硬化的危险因素之一。

3）同型半胱氨酸

高同型半胱氨酸血症是动脉硬化的独立危险因素，可通过检测血液中的同型半胱氨酸（Hcy）水平来评估风险。

4）C反应蛋白

C反应蛋白（CRP）作为一种炎症指标，高水平的CRP提示可能存在动脉硬化的风险。

5）尿酸测定

尿酸是一种强氧化剂，高尿酸水平可能导致体内氧化应激增加，损伤血管内皮细胞，促进动脉硬化发展。一些研究显示，降低尿酸水平可能有助降低心血管事件的风险。

3. 影像学检查

动脉硬化的影像学检查主要有经颅多普勒超声、颈动脉超声、计算机断层扫描血管造影、磁共振血管造影等。

1）经颅多普勒超声

经颅多普勒超声（transcranial Doppler ultrasound，TCD）通过检测大脑内部血管的血流速度和方向，从而帮助诊断和监测大脑血管硬化、痉挛或者狭窄等情况。

2）颈动脉超声

颈动脉超声波检查可以检测颈动脉壁内膜厚度和斑块大小，

从而评估动脉硬化的程度。

3）计算机断层扫描血管造影

计算机断层扫描血管造影（CTA）利用对比剂和 CT 技术获取血管的详细图像，可以清晰地显示冠状动脉、颈动脉、颅内动静脉和四肢动脉硬化、变异、狭窄或堵塞情况。

4）磁共振血管造影

磁共振血管造影（MRA）使用磁场和无线电波生成血管图像，无须使用造影剂，对肾功能不全的患者是一个较好的选择。

这些影像学检查方法各有优缺点，医生会根据患者的具体情况选择合适的检查手段。例如，对有造影剂过敏史的患者，可能会优先考虑 MRA 而非 CTA。对疑似冠状动脉疾病的患者，可能会进行冠状动脉造影。在诊断过程中，医生通常会结合患者的临床症状、体征和其他检查结果来综合判断。

4. 血管内检查

动脉硬化的血管内检查是一种直接观察血管内部情况的方法，通常在导管室进行，需要在局部麻醉下进行。这些检查比影像学检查更为直接和精确，但同时也更具侵入性，可能会伴随一定的风险。常见的血管内检查方法有数字减影血管造影、血管内超声、光相断层扫描等。

1）数字减影血管造影

数字减影血管造影（DSA）目前被认为是诊断血管疾病的"金标准"，通过导管插入血管并注入造影剂，然后在 X 射线下拍摄血管的连续图像，可以精确地显示血管的狭窄或堵塞位置和程度。冠状动脉造影是最常见的血管内检查，用于评估心脏冠状动脉的状况。通过在患者的桡动脉或股动脉插入导管，将对比剂注入冠状动脉，然后在 X 射线下观察冠状动脉的狭窄或堵塞情况。数字减影血管造影还可以评估身体其他部位的动脉，如颈动脉、颅内动脉、肾动脉和下肢动脉等。

2）血管内超声

血管内超声（IVUS）通过介入导管将微型超声探头送入血管内，获取血管壁的横截面图像，可以更准确地评估内膜厚度、斑块的大小和性质，以及血管狭窄的程度。

3）光学相干断层扫描

光学相干断层扫描（OCT）是一种非侵入性、高分辨率的成像技术，利用光波的干涉现象来获取生物组织内部的微观结构图像，具有微米级别的空间分辨率。其可以提供眼底动脉和冠状动脉壁的详细图像，用于评估斑块的性质和稳定性。

血管内检查通常在患者出现症状或非侵入性检查结果异常时进行，以确诊动脉硬化的程度和位置，并为后续的治疗决策提供依据。由于这些检查具有侵入性，医生会仔细评估可能带给患者的风险和收益，并在必要时采取适当的预防措施。

（上海交通大学医学院附属瑞金医院神经内科　王晓丹）

第三节　动脉硬化的药物治疗与管理

一、药物治疗

1. 降压药物

高血压是动脉硬化非常重要的危险因素，积极治疗高血压是控制动脉硬化进程的最主要措施。下面介绍目前市面上常用的降压药物。

1）钙通道阻滞剂

钙通道阻滞剂（CCB）主要通过阻断血管平滑肌细胞上的钙离

子通道,发挥扩张血管、降低血压的作用。其适用于老年高血压、单纯收缩期高血压、伴稳定性心绞痛、冠状动脉或颈动脉粥样硬化及周围血管病患者。大多数钙通道阻滞剂有负性肌力作用,可使心功能恶化,引起心力衰竭失代偿和死亡率增加,故心力衰竭者应尽量避免使用。

代表药物:氨氯地平、左旋氨氯地平、非洛地平、硝苯地平、尼群地平、拉西地平、尼卡地平等。

2)血管紧张素转化酶抑制剂

血管紧张素转化酶抑制剂(ACEI)主要通过抑制血管紧张素转化酶,阻断肾素血管紧张素Ⅱ生成,并能通过抑制缓激肽降解,发挥降压等作用。适用于伴慢性心力衰竭、心肌梗死后心功能不全、房颤预防、糖尿病肾病、非糖尿病肾病、代谢综合征、蛋白尿或微量白蛋白尿患者。

代表药物:卡托普利、依那普利、贝那普利、福辛普利、赖诺普利、雷米普利、咪达普利、培哚普利。

3)血管紧张素受体拮抗剂

血管紧张素受体拮抗剂(ARB)通过阻断血管紧张素Ⅱ与受体(AT1)结合,发挥降压作用。适用于伴左心室肥厚、心力衰竭、糖尿病肾病、冠心病、代谢综合征、微量白蛋白尿或蛋白尿患者以及不能耐受 ACEI 的患者,并可预防心房颤动。

代表药物:缬沙坦、厄贝沙坦、氯沙坦、替米沙坦、坎地沙坦等。

4)利尿剂

利尿剂适用于老年高血压、单纯收缩期高血压或伴心力衰竭患者,也是难治性高血压的基础药物之一。

代表药物:① 排钾利尿药:噻嗪类利尿药有氢氯噻嗪、吲达帕胺;袢利尿药有呋塞米、托拉塞米、布美他尼;② 保钾利尿药:螺内酯、氨苯蝶啶、阿米洛利。

5) β受体阻滞剂

β受体阻滞剂主要适用于伴快速性心律失常、冠心病、慢性心力衰竭、交感神经活性增高以及高动力状态的高血压患者。首先，高血压伴心率增快首选兼有减慢心率作用的β受体阻滞剂，推荐选择性β1受体阻滞剂，但需要注意其对糖、脂代谢的影响。代表药物有美托洛尔、阿替洛尔、比索洛尔。其次，α1/β受体阻滞剂，具有α1受体阻滞作用，可减少β受体阻断而致的糖、脂代谢异常，适用合并糖或脂代谢紊乱的高血压患者；其能扩张外周血管，理论上可能更适合合并外周动脉疾病患者。

代表药物：卡维地洛、阿罗洛尔、拉贝洛尔等。

2. 降脂药物

降血脂药物主要用于降低血液中的胆固醇和甘油三酯水平，以减少动脉粥样硬化进程和心血管疾病风险。《中国血脂管理指南（2023年）》强调：联合治疗、长期达标策略，重申他汀类药物是降脂和抗动脉粥样硬化性心血管疾病（ASCVD）的基石，中等强度的他汀类药物是中国人群降脂治疗的首选策略，降脂药物联合应用是血脂异常治疗策略的基本趋势，降脂治疗应定期随访以观察疗效与不良反应，并调整治疗方案，认真贯彻长期达标理念。下面介绍降血脂药物在治疗动脉硬化的主要作用。

1) 降低低密度脂蛋白胆固醇水平

低密度脂蛋白胆固醇（LDL - C）被认为是"坏胆固醇"，其水平过高会增加动脉粥样硬化的风险。代表药物有阿托伐他汀、瑞舒伐他汀、普伐他汀和辛伐他汀等，通过竞争性抑制羟甲基戊二酰辅酶A（HMG-CoA）还原酶而抑制胆固醇合成，上调低密度脂蛋白受体（LDLR）活性而促进低密度脂蛋白（LDL）清除，从而减缓动脉粥样硬化的进展。此类药物禁用于活动性肝病、不明原因转氨酶水平持续升高者、妊娠期或哺乳期女性；此类药物与秋水仙碱、环磷酰胺、伊曲康唑、红霉素等联用,需密切监测不良反应。

2) 提高高密度脂蛋白胆固醇水平

高密度脂蛋白胆固醇(HDL－C)被称为"好胆固醇",因为它可以帮助清除血管内的胆固醇。代表药物有烟酸和贝特类药物,通过激活转录因子,提高 HDL－C 水平,对预防动脉硬化有一定的帮助。该类药物禁用于活动性肝病、胆囊胆道疾病、严重肾功能不全、妊娠期和哺乳期女性。

3) 胆固醇吸收抑制剂

胆固醇吸收抑制剂选择性抑制小肠上皮细胞对胆固醇的吸收,降低血浆胆固醇水平和肝脏胆固醇储量。代表药物有依折麦布。该药禁用于活动性肝病、不明原因转氨酶水平持续升高者、妊娠期和哺乳期女性。

4) 前蛋白转化酶枯草溶菌素 9 抑制剂

前蛋白转化酶枯草溶菌素 9(PCSK9)抑制剂可降低低密度脂蛋白胆固醇(LDL－C)、脂蛋白 a [Lp(a)]水平。作用机制:通过拮抗 PCSK9 而增加低密度脂蛋白受体(LDLR)数量,从而增强低密度脂蛋白清除。代表药物有依洛尤单抗和阿利西尤单抗。对该类药曾出现严重过敏反应者禁用;未满 13 岁儿童、妊娠期和哺乳期女性、严重肝功能不全者暂时缺乏应用数据。

3. 抗血小板药物

抗血小板药物是一类可以抑制血小板活化和聚集的药物,用于预防血栓形成。在动脉硬化的治疗中,抗血小板药物的主要作用是减少血栓形成,从而降低心脏病发作或脑卒中的风险。下面为常用的抗血小板药物。

1) 阿司匹林

阿司匹林是最常用的抗血小板药物。其不可逆地抑制血小板环氧化酶(COX-1),导致血栓素 2(TXA2)生成减少,从而抑制血小板聚集。该药适用于大多数心血管疾病患者。

2)氯吡格雷

氯吡格雷经过细胞色素 P450(CYP450)酶代谢后,生成的活性代谢产物可以不可逆地抑制腺苷二磷酸(ADP)与血小板 P2Y12 受体结合,从而抑制血小板聚集。常用于不能耐受阿司匹林或需要额外抗血小板治疗的患者。

3)替格瑞洛和普拉格雷

替格瑞洛和普拉格雷通过可逆结合 P2Y12 抑制剂,从而抑制血小板聚集。该类药物是较新的抗血小板药物,用于高风险的心血管疾病患者。

二、介入治疗与手术干预

动脉硬化是一种慢性进行性的血管疾病,可能导致心脏病、脑卒中和其他严重的心血管事件。当药物治疗和其他非侵入性治疗方法不足以控制症状或风险时,可能需要进行介入治疗或手术干预。

1. 经皮腔内血管成形术

经皮腔内血管成形术(PTA)是一种微创手术,通过导管引导一个气囊扩张狭窄或阻塞的血管,以恢复血液流通。

2. 经皮腔内支架植入术

该手术是在 PTA 的基础上,在血管内植入一个金属支架(通常是药物洗脱支架),以保持血管开放。支架可以帮助防止血管在扩张后再次狭窄。

3. 动脉内膜切除术

这是一种开放式手术,通过切开受影响的动脉,移除内膜上的斑块,以恢复血液流通。颈动脉狭窄严重时,可考虑行该术式。

4. 冠状动脉旁路手术

对严重冠心病患者,可采用冠状动脉旁路手术(CABG)。当冠状动脉狭窄或阻塞时,可以通过使用患者自己的血管(通常是胸廓内动脉或大腿的静脉)绕过狭窄或阻塞部位进行桥接手术,以改善心脏的血液供应。

5. 血管搭桥手术

对下肢动脉硬化导致严重血管阻塞的患者,可采用血管搭桥手术,通过血管移植手术,绕过阻塞部位,恢复下肢的血液供应。

6. 激光消融治疗

激光消融治疗可去除血管内的斑块,以恢复血管通畅。

7. 血管内血栓溶解与取栓

血管内血栓溶解与取栓是治疗急性血管栓塞的两种主要方法,尤其是针对心脏病发作和脑卒中。这两种方法旨在迅速恢复血流,减少组织损伤,并改善患者的预后。

血管内血栓溶解的药物,如组织型纤溶酶原激活剂(tPA),能够激活纤溶系统,进而分解血栓。血栓溶解治疗的时间窗通常很短,最好在症状发生后的几小时内开始。

血管内取栓是一种介入手术,通过导管或其他器械直接从血管内移除血栓。与血栓溶解相比,取栓手术可以更快地恢复血流,且对某些患者出血风险较低。取栓治疗的时间窗比血栓溶解治疗要长,但仍然需要在症状发生后的几小时内进行。

在决定是否采用血栓溶解或取栓治疗时,医生需要考虑多种因素,包括患者的年龄、健康状况、症状的严重程度、发病时间以及是否存在禁忌证。这些治疗方法都需要在具有相应设备和专业人员的医疗中心进行,并且需要密切监测患者的状况,以便及时处理可能发生的并发症。

(上海交通大学医学院附属瑞金医院神经内科　王晓丹)

第四节　动脉硬化的预防与控制

一、动脉硬化的预防策略

1. 健康教育与宣传

积极开展针对公众的健康教育活动,提高人们对动脉硬化及危险因素的认识。教育公众如何通过健康饮食、适量运动、戒烟限酒等方式来预防动脉硬化。利用媒体、网络、社区宣传栏等多种渠道,普及心脑血管健康知识。对高风险人群(如高血压、高血脂和糖尿病患者)进行针对性的健康教育。

2. 早期筛查与干预

鼓励定期进行健康体检,特别是有家族史或存在心血管风险因素的人群。对高血压、糖尿病、高胆固醇等可控的风险因素,应进行早期筛查和干预。使用颈-股动脉脉搏波速测定和颈动脉内膜中层厚度超声检查等非侵入性方法评估动脉硬化的程度。对已经出现动脉硬化的人群,应采取更加积极的治疗措施,如药物治疗、调整饮食习惯和运动量等生活方式。医疗机构应建立完善的慢性病管理系统,对高风险人群进行定期随访和干预。

二、动脉硬化的管理与控制

动脉硬化的管理与控制需要多学科协作与综合治疗,以及定期随访与治疗进展监测。以下是一些关键点。

1. 多学科协作与综合治疗

(1)心脑血管团队:包括冠心病专家、脑血管病专家、护士、营养师、运动生理学家和其他专业人员,共同为患者提供全面的评估和治疗。

（2）个性化治疗计划：根据患者的具体情况,如年龄、性别、并存疾病、个人偏好等,制订个性化的治疗计划。

（3）药物治疗：根据患者的风险水平,可能需要使用降脂药、抗高血压药、抗血小板药或抗凝药等。

（4）生活方式干预：指导患者进行健康饮食、运动、戒烟和减压等生活方式的改变。

2. 定期随访与治疗进展监测

（1）定期随访：通过定期的门诊随访,监测患者的血压、血脂、血糖等指标,以及心脏和血管的功能。

（2）影像学检查：根据患者的病情,可能需要定期进行心电图、超声心动图、CT 扫描或核磁共振成像(MRI)等检查,以评估心脏和血管的结构和功能。

（3）治疗效果评估：评估药物治疗和生活方式干预的效果,必要时调整治疗方案。

（4）患者教育：在随访过程中,持续对患者进行健康教育,提高其对疾病自我管理的能力和依从性。

第五节　动脉硬化研究的挑战与前景

一、动脉硬化研究面临的挑战

1. 疾病复杂性

动脉硬化是一个多因素参与的复杂过程,包括遗传、环境和生活方式等因素。这些因素之间的相互作用目前尚未完全明了。

2. 早期诊断

现阶段动脉硬化的早期诊断仍然具有挑战性。特别是在无症状阶段,需要开发更敏感、更具特异性的生物标志物和成像技术,以辅助早期诊断。

3. 疗效评估

评估新治疗方法的有效性,需要长时间的临床试验和随访,增加了研究的成本和复杂性。

4. 患者依从性

即使有有效的治疗方法,患者的依从性也可能是一个问题,特别是在需要改变长期形成的生活方式情况下。

5. 药物研发

开发新药物和治疗策略需要大量的资金投入和长时间的研究,而且成功率并不高。

二、动脉硬化研究的前景

1. 分子生物学和遗传学进展

通过研究动脉硬化的分子机制和遗传因素,可以开发出针对特定途径的精准治疗药物。

2. 新技术和成像方法

先进的成像技术,如光学相干断层扫描(OCT)和磁共振成像(MRI),可以提供更详细的血管壁结构信息,有助早期诊断和疾病监测。

3. 生物标志物

发现和验证新的生物标志物,可以帮助识别高风险个体,并监测疾病进展和治疗效果。

4. 多学科合作

通过多学科合作,可以更好地理解动脉硬化的复杂性,并开发出综合性的治疗策略。

5. 公共卫生策略

通过健康教育、生活方式干预和早期筛查,可以在人群中预防动脉硬化,并减少心血管事件的发生。

6. 个性化医疗

基于患者的遗传背景、生活方式和疾病特征,可以提供个性化的治疗计划,提高治疗效果。

总之,尽管动脉硬化研究面临许多挑战,但随着科学技术的进步,未来的治疗和管理策略有望更加个性化和有效。

(上海交通大学附属瑞金医院神经内科　王晓丹)

参考文献

［1］SONG P，FANG Z，WANG H，et al. Global and regional prevalence，burden，and risk factors for carotid atherosclerosis：a systematic review，meta-analysis，and modelling study［J］. Lancet Glob Health，2020，8(5)：e721－e729.

［2］TUZCU E M，KAPADIA S R，TUTAR E，et al. High prevalence of coronary atherosclerosis in asymptomatic teenagers and young adults：evidence from intravascular ultrasound［J］. Circulation，2001，103(22)：2705－2710.

［3］PAN J，CAI Y，LIU M，et al. Role of vascular smooth muscle cell phenotypic switching in plaque progression：A hybrid modeling study［J］. J Theor Biol，2021，526：110794.

［4］KHATANA C，SAINI N K，CHAKRABARTI S，et al. Mechanistic insights into the oxidized low-density lipoprotein-induced atherosclerosis［J］. Oxid Med Cell Longev，2020，2020：5245308.

［5］KONG P，CUI Z Y，HUANG X F，et al. Inflammation and atherosclerosis：signaling pathways and therapeutic intervention［J］. Signal Transduct Target Ther，2022，7(1)：131.

［6］FAN J，WATANABE T. Atherosclerosis：known and unknown［J］.

Pathol Int，2022，72(3)：151－160.

[7] KOWARA M，CUDNOCH-JEDRZEJEWSKA A. Pathophysiology of atherosclerotic plaque development-contemporary experience and new directions in research[J]. Int J Mol Sci，2021，22(7)：3515.

[8] RAMESH S S，CHRISTOPHER R，INDIRA DEVI B，et al. The vascular protective role of oestradiol：a focus on postmenopausal oestradiol deficiency and aneurysmal subarachnoid haemorrhage[J]. Biol Rev Camb Philos Soc，2019，94(6)：1897－1917.

[9] JHAWAR N，CHIRILA R. A review of testosterone supplementation and cardiovascular risk[J]. Rom J Intern Med，2023，61(1)：35－40.

[10] VASAN R S，LARSON M G，LEIP E P，et al. Impact of high-normal blood pressure on the risk of cardiovascular disease[J]. N Engl J Med，2001，345(18)：1291－1297.

[11] BERMAN A N，BIERY D W，BESSER S A，et al. Lipoprotein(a) and major adverse cardiovascular events in patients with or without baseline atherosclerotic cardiovascular disease[J]. J Am Coll Cardiol，2024，83(9)：873－886.

[12] Al HAGEH C，CHACAR S，GHASSIBE-SABBAGH M，et al. Elevated Lp(a) levels correlate with severe and multiple coronary artery stenotic lesions[J]. Vasc Health Risk Manag，2023，19：31－41.

[13] SMALL A M，POURNAMDARI A，MELLONI G E M，et al. Lipoprotein(a)，C-reactive protein，and cardiovascular risk in primary and secondary prevention populations[J]. JAMA Cardiol，2024，9(4)：385－391.

[14] FUNK S D，YURDAGUL A Jr，ORR A W. Hyperglycemia and endothelial dysfunction in atherosclerosis：lessons from type 1 diabetes [J]. Int J Vasc Med，2012，2012：569654.

[15] BATTY M，BENNETT M R，YU E. The role of oxidative stress in atherosclerosis[J]. Cells，2022，11(23)：3483.

[16] TSALAMANDRIS S，ANTONOPOULOS A S，OIKONOMOU E，et al. The role of inflammation in diabetes：current concepts and future perspectives[J]. Eur Cardiol，2019，14(1)：50－59.

[17] KAHN A M, ALLEN J C, SEIDEL C L, et al. Insulin inhibits migration of vascular smooth muscle cells with inducible nitric oxide synthase[J]. Hypertension, 2000, 35(1): 303-306.

[18] KIMURA Y, TSUKUI D, KONO H. Uric acid in inflammation and the pathogenesis of atherosclerosis[J]. Int J Mol Sci, 2021, 22 (22): 12394.

[19] HOWARD G, WAGENKNECHT L E, BURKE G L, et al. Cigarette smoking and progression of atherosclerosis: The atherosclerosis risk in communities (ARIC) study[J]. JAMA, 1998, 279(2): 119-124.

[20] LEE J, COOKE J P. The role of nicotine in the pathogenesis of atherosclerosis[J]. Atherosclerosis, 2011, 215(2): 281-283.

[21] HACKSHAW A, MORRIS J K, BONIFACE S, et al. Low cigarette consumption and risk of coronary heart disease and stroke: meta-analysis of 141 cohort studies in 55 study reports[J]. BMJ, 2018, 360: j5855.

[22] GOTTDIENER J S, BUZKOVA P, KAHN P A, et al. Relation of cigarette smoking and heart failure in adults≥65 years of age (from the cardiovascular health study)[J]. Am J Cardiol, 2022, 168: 90-98.

[23] TOLSTRUP J S, HVIDTFELDT U A, FLACHS E M, et al. Smoking and risk of coronary heart disease in younger, middle-aged, and older adults[J]. Am J Public Health, 2014, 104(1): 96-102.

[24] TEO K K, OUNPUU S, HAWKEN S, et al. Tobacco use and risk of myocardial infarction in 52 countries in the INTERHEART study: a case-control study[J]. Lancet, 2006, 368(9536): 647-658.

[25] HURT R D, WESTON S A, EBBERT J O, et al. Myocardial infarction and sudden cardiac death in Olmsted County, Minnesota, before and after smoke-free workplace laws[J]. Arch Intern Med, 2012, 172(21): 1635-1641.

[26] DUNCAN M S, FREIBERG M S, GREEVY R A Jr, et al. Association of smoking cessation with subsequent risk of cardiovascular disease[J]. JAMA, 2019, 322(7): 642-650.

[27] DUNSTAN D W, DOGRA S, CARTER S E, et al. Sit less and move

more for cardiovascular health: emerging insights and opportunities[J]. Nat Rev Cardiol, 2021, 18(9): 637 - 648.

[28] AL-MAMARI A. Atherosclerosis and physical activity[J]. Oman Med J, 2009, 24(3): 173 - 178.

[29] LEFEVRE M L. Behavioral counseling to promote a healthful diet and physical activity for cardiovascular disease prevention in adults with cardiovascular risk factors: U. S. Preventive Services Task Force Recommendation Statement[J]. Ann Intern Med, 2014, 161(8): 587 - 593.

[30] ARENA R, GUAZZI M, LIANOV L, et al. Healthy lifestyle interventions to combat noncommunicable disease — a novel nonhierarchical connectivity model for key stakeholders: a policy statement from the American Heart Association, European Society of Cardiology, European Association for Cardiovascular Prevention and Rehabilitation, and American College of Preventive Medicine[J]. Eur Heart J, 2015, 36(31): 2097 - 2109.

[31] FU J, YU M G, LI Q, et al. Insulin's actions on vascular tissues: physiological effects and pathophysiological contributions to vascular complications of diabetes[J]. Mol Metab, 2021, 52: 101236.

[32] PAN X L, NIE L, ZHAO S Y, et al. The association between insomnia and atherosclerosis: a brief report[J]. Nat Sci Sleep, 2022, 14: 443 - 448.

[33] WANG L, ZHANG S, YU M, et al. Association between insomnia and subclinical atherosclerosis among Chinese steelworkers: a cross-sectional survey[J]. Arch Public Health, 2022, 80(1): 80.

[34] MENG G, LIU T, RAYAMAJHI S, et al. Association between soft drink consumption and carotid atherosclerosis in a large-scale adult population: The TCLSIH cohort study[J]. Nutr Metab Cardiovasc Dis, 2023, 33(11): 2209 - 2219.

[35] CREA F. The grey areas in anticoagulation for stroke prevention and a focus on chronic stress in carotid atherosclerosis[J]. Eur Heart J, 2024, 45(19): 1687 - 1691.

第三章

高血压、糖尿病、高脂血症及它们与血管疾病

从前文中可以看到,高血压、糖尿病、高脂血症等与血管疾病息息相关,在本章中,将仔细论述这三种疾病与血管疾病的关系。

第一节　高血压和血管疾病

一、高血压和血管病变

在探讨血管健康的众多议题中,高血压与血管病变之间的关系无疑占据了核心地位。血管,作为生命活动的运输线,其健康状况直接影响个体的整体健康水平。而高血压,这一广泛存在的慢性疾病,正是通过持续的高压状态,悄无声息地侵蚀着血管的弹性和结构,使动脉壁受到持续的机械应力,导致平滑肌细胞增殖、细胞外基质重构、弹性纤维断裂和胶原纤维沉积,从而引起动脉硬化和内皮功能障碍。而血管病变主要表现为动脉弹性降低和僵硬度增加[1]。

然而,血管病变并非单向的破坏过程。血管病变加剧,如动脉

硬化引起的血管弹性下降和阻力增加以及反射波原理,反过来会推动血压持续升高,形成恶性循环,严重威胁患者的心血管健康[2,3],因此,高血压与血管病变之间微妙而复杂的互动关系,可让我们更清楚地理解心血管疾病的发病机制,为我们提供了干预和治疗的新视角。积极控制血压及相关危险因素是预防心血管事件的重要手段。下面让我们了解血管病变的检测方法。

1. 影像学检查

(1)超声检查:如颈动脉超声检查,通过测量颈动脉内膜中层厚度(IMT)来评估动脉硬化程度。IMT增厚是动脉硬化的早期表现之一,该方法无创、经济、易重复,是临床常用的动脉硬化筛查手段。

(2)计算机断层扫描(CT)和磁共振成像(MRI)可以直观地显示血管形态和管壁结构,对评估血管狭窄程度、斑块性质等具有重要的价值。但这两种检查方法费用较高,且有辐射暴露风险。

(3)血管造影:通过注射造影剂使血管显影,直接观察血管腔狭窄程度、血流情况等。该方法准确性高,但属于有创检查,存在一定风险。

2. 脉搏波传导速度

该方法简单易行,不受反射波影响,稳定高且重复性强。

(1)颈-股动脉脉搏波传导速度(cf-PWV):被认为是无创性动脉僵硬度测量的"金标准"。颈-股动脉脉搏波传导速度是颈动脉到股动脉之间的距离除以脉搏波在这两点之间的传输时间。临床推荐使用两种主要方法来估算动脉路径长度:一是颈动脉和股动脉测量点之间直线距离的0.8倍作为近似值;二是通过胸骨上切迹到股动脉的距离减去锁骨上切迹到颈动脉的距离。临床上更推荐前者,认为前者路径长度估计更准确[4]。研究表明,cf-PWV可独立于传统危险因素预测临床心血管事件[5,6],可作为临床终点事件的中间替代指标。

（2）臂踝脉搏波传导速度（baPWV）：通过由受试者身高导出的虚拟动脉路径长度与缠绕在受试者四肢上的血压袖带所获取的压力波时间差之比进行计算获取的结果，不需要进行实际的体表测量估计动脉的路径长度。该方法操作简便，简化了测量流程，目前作为评估动脉硬化的检测方法广泛应用于临床中。

3. 血栓素

血栓素（AIX）可通过脉搏波分析推算而来。AIX 可以反映动脉弹性，但会受到身高和心率的影响。

4. 动脉弹性指数衡量

动脉血管弹性指数是重要的参数。动脉弹性指数衡量包括大动脉弹性指数（C1）和小动脉弹性指数（C2），可反映大小动脉的弹性指标。

左君丽[7]对 cf-PWV、AIX、C1、C2 三种动脉功能检测方法进行了重复性研究，结果表明，以 cf-PWV 的一致性程度最高，C2 最低。因此在方法学上，cf-PWV 已成为评估心血管危险因素公认的有效手段。

5. 心踝血管指数

心踝血管指数（cardio-ankle vascular index，CAVI）是一种用于评估动脉血管僵硬度的指标，它源自硬化参数 β 的推导。CAVI 值能够反映下肢动脉（特别是主动脉、股动脉等）的硬化程度，且不受血压影响，这使得它在评估动脉功能时具有独特的优势。有研究表明 CAVI≥9 可作为预测心血管疾病的参考标准[8]。

6. 动态动脉硬化指数

动态动脉硬化指数（ambulatory arterial stiffness index，AASI）是一种通过动态血压监测数据计算得出的指标，用于评估动脉血管的弹性或僵硬度[9]。该指数反映了在 24 小时内血压波动过程中,收缩压与舒张压之间的相对变化关系,从而间接反映了动脉对血压变化的缓冲能力。

二、什么是高血压? 高血压要如何分级分类?

1. 高血压的定义

高血压,也称为血压升高,是指血液在流动时对血管壁造成的压力值持续高于正常的现象。通常,我们会通过测量收缩压(心脏收缩时血液对血管壁的压力)和舒张压(心脏舒张时血液对血管壁的压力)来判断血压的高低[1]。将高血压定义为:在未使用降压药物的情况下,非同日 3 次测量诊室血压,收缩压(SBP)≥140 mmHg 和(或)舒张压(DBP)≥90 mmHg。收缩压≥140 mmHg 和舒张压<90 mmHg 为单纯收缩期高血压。患者既往有高血压史,目前正在使用降压药物,血压虽然低于 140/90 mmHg,仍应诊断为高血压。

2. 高血压的分级

高血压分级是根据血压的具体数值来划分的,不同的分级对应不同程度的血压升高和潜在的健康风险。根据《中国高血压防治指南(2018 年修订版)》中高血压的分级标准:

(1)一级高血压(轻度):收缩压在 140～159 mmHg 和(或)舒张压在 90～99 mmHg。一级高血压通常不会出现明显的不适症状,对身体损伤较小。但如果不加以控制,可能会逐渐发展为更严重的高血压;

(2)二级高血压(中度):收缩压在 160～179 mmHg 和(或)舒张压在 100～109 mmHg。二级高血压可能会出现头晕、头痛、浑身无力等症状,需要按照医生指导进行药物治疗和生活方式调整;

(3)三级高血压(重度):收缩压≥180 mmHg 和(或)舒张

压≥110 mmHg。三级高血压容易诱发脑出血、心肌梗死等严重并发症，需要在医生指导下进行紧急治疗。

除了上述分级外，高血压还可以分为单纯收缩期高血压和单纯舒张期高血压。单纯收缩期高血压是指收缩压高于 140 mmHg，但舒张压正常（低于 90 mmHg）；单纯舒张期高血压则是指收缩压正常（低于 140 mmHg），但舒张压高 90 mmHg。表 3-1 所示为高血压分级。

表 3-1 高血压分级[10]

分 类	收缩压(mmHg)	舒张压(mmHg)
正常血压	<120 和	<80
正常高值	120～139 和(或)	80～89
高血压	≥140 和(或)	≥90
1 级高血压(轻度)	140～159 和(或)	90～99
2 级高血压(中度)	160～179 和(或)	100～109
3 级高血压(高度)	≥180 和(或)	≥110
单纯收缩期高血压	≥140 和	<90

注：当收缩压和舒张压分属于不同级别时，以分级较高的为准。

三、这些高血压症状，你注意了吗？

高血压是一种常见的心血管疾病，因其患病率高、致残率高、致死率高，被形象地称为人类健康的"隐形杀手"。全世界范围内 30～79 岁高血压患者约为 12.8 亿[11]，近 30 年来，中低收入地区高血压患病人数增长约 90%，与此同时，与高血压相关的心血管疾病的发病率和死亡率也在逐年上升[12]。因此了解高血压的症状、危害、诊断方法，对维护心血管健康至关重要。

1. 高血压的主要症状

大多数高血压患者日常无症状，仅在体检时或因其他健康问题就医时发现血压升高。但随着病情的发展,患者可能会出现头晕头痛、耳鸣、心悸气短、失眠多梦、肢体麻木、眩晕、精神改变等典型症状。

(1)头晕头痛:尤其是后脑勺部位的疼痛,常伴有恶心、呕吐,这可能是转化为恶性高血压的信号。恶性高血压是指血压在短时间内迅速、显著升高,通常收缩压持续超过 200 mmHg,舒张压持续超过 130 mmHg,并伴有心、脑、肾等重要器官的严重损害。恶性高血压起病急、进展快,病情危重,若不及时治疗,可迅速导致多器官功能衰竭甚至死亡。

(2)耳鸣:双耳持续耳鸣,是高血压患者常见症状之一。

(3)心悸气短:高血压可导致心肌肥厚、心脏扩大、心肌梗死等,进而引发心悸、气短。

(4)失眠多梦:表现为入睡困难、早醒、睡眠不踏实、易做噩梦、易惊醒,与大脑皮质功能紊乱及自主神经功能失调有关。

(5)肢体麻木:手指、脚趾麻木,或皮肤表面有蚁行感,严重时可能感觉异常,甚至半身不遂。

(6)眩晕:特别是女性,在突然蹲下或起立时容易出现眩晕感。

(7)精神改变:如性格变化、嗜睡、短暂智力衰退等。

2. 高血压的危害

高血压不仅会导致上述症状,更严重的是会引发多种并发症,对心血管、脑、肾、眼底等重要器官造成不可逆的损害。

1) 对心脏的危害

心脏负荷加重:高血压使心脏长期承受过高的压力负荷,导致左心室肥厚、心脏扩大,进而可发展为心力衰竭、冠心病等心脏疾病。

心律失常:高血压还可能引起各种心律失常,包括房颤等;增加心脏骤停和猝死的风险。

2）对血管的危害

动脉硬化：高血压是动脉粥样硬化的主要危险因素之一，可导致全身血管发生动脉硬化，增加心血管疾病的风险。

主动脉夹层：长期高血压还可导致主动脉内膜撕裂，形成主动脉夹层这一致命性疾病。主动脉夹层发生时，患者可出现剧烈胸痛、血压急剧升高等症状，如不及时救治，死亡率极高。

3）对脑血管的危害

脑血管意外：高血压是脑卒中的主要危险因素，可导致脑出血、脑血栓、脑梗死等严重后果。这些脑血管事件不仅可能导致严重的后遗症，如偏瘫、失语、生活不能自理等，还可能危及生命。

动脉硬化：长期高血压可使脑血管发生动脉硬化，增加脑血管破裂的风险，进而引发脑出血。

4）对肾脏的危害

肾功能损害：长期高血压可使肾小球内压力增高，导致肾小球硬化、肾间质纤维化，最终引发肾功能衰竭。肾功能衰竭严重时，患者需要进行血液透析治疗，给患者和家庭带来沉重的负担。

蛋白尿：高血压还可导致肾脏滤过功能受损，出现蛋白尿等症状。

5）其他危害

眼部病变：高血压还可引起眼底病变，如视网膜动脉硬化、视网膜出血渗出等，严重时可能导致失明。

3. 高血压的诊断方法

高血压诊断主要依据是血压测量的结果。《中国高血压防治指南（2018 年修订版）》[10]推荐的具体方法如下：

（1）诊室血压测量：在未服用降压药物的情况下，医护人员在标准条件下按统一规范进行测量，非同日 3 次测量收缩压≥

140 mmHg和(或)舒张压≥90 mmHg,可诊断为高血压;

（2）动态血压监测：通过24小时连续监测血压,提供更为全面的血压信息,有助诊断白大衣高血压①、隐蔽性高血压和单纯夜间高血压;观察血压节律与变异性;并评估降压疗效、全时间段(包括清晨、睡眠期间)的血压控制。这是指导个体化降压治疗不可或缺的检测手段。

高血压的动态血压标准[13]是24小时平均收缩压/舒张压≥130/80 mmHg,或白天≥135/85 mmHg,或夜间≥120/70 mmHg。不论是否接受降压药物治疗,如果清晨血压≥135/85 mmHg,可以诊断为清晨高血压。

（3）家庭自测血压：患者可在家中自行测量血压,连续监测5~7天,平均血压≥135/85 mmHg,可辅助诊断高血压,鉴别白大衣高血压、隐蔽性高血压和难治性高血压。

四、高血压分类

高血压,作为一种普遍存在的慢性疾病,已成为全球范围内的重大公共卫生问题。随着生活方式的改变和老龄化进程的加速,高血压的发病率逐年上升,对人们的健康构成了严重威胁。因此了解高血压分类对患者非常重要,本段将详细介绍高血压分类标准、不同类别高血压的特点,以及高血压的诊断依据和相应的治疗方法。

1. 高血压的分类标准

高血压可以根据不同的分类标准可分为多种类型。

1）根据病因分类

（1）原发性高血压：是一种以血压升高为主要临床表现而病

---

① 白大衣高血压：是指有些患者在医生测量血压时血压升高,但在家中自测血压或24小时动态血压监测则血压正常。这可能与患者见到医生精神紧张有关。

因尚未明确的独立疾病,占所有高血压患者的90%左右。

(2)继发性高血压:病因明确,由某种器质性疾病引起,约占高血压病的10%～15%[14]。这类高血压需要针对原发病进行治疗。

2)根据血压水平分类

1级高血压(轻度):收缩压在140～159 mmHg 和(或)舒张压在90～99 mmHg。

2级高血压(中度):收缩压在160～179 mmHg 和(或)舒张压在100～109 mmHg。

3级高血压(重度):收缩压≥180 mmHg 和(或)舒张压≥110 mmHg。

3)根据血压昼夜节律分类

(1)勺型血压:夜间平均血压比白天低10%～20%。这是一种正常的生理现象。勺型血压的曲线形状类似于勺子,因此得名。

(2)反勺型血压:夜间平均血压比白天高。这与正常的勺型血压曲线表现相反,因此被称为反勺型血压。

(3)非勺型血压:夜间的平均血压相比白天下降的百分率大于等于0,但小于10%,血压波动不明显。

(4)超勺型血压:夜间平均血压比白天低,超过20%。

4)根据受影响的血压成分分类

(1)单纯收缩期高血压:收缩压≥140 mmHg,但舒张压<90 mmHg。

(2)单纯舒张期高血压:收缩压正常(<140 mmHg),但舒张压≥90 mmHg。

5)根据患病群体分类

(1)儿童和青少年高血压(指18岁以下人群):以原发性高血压为主,多数表现为血压水平的轻度升高,通常无明显临床症状。

与代谢、早产和低体量密切相关。

（2）中青年高血压：多呈隐匿性，早期常无明显症状，多于体检或偶然测量时发现。

（3）老年高血压：容易合并多种临床疾病，并发症较多，动脉僵硬度增加，收缩压高、脉压差大，异常血压波动、昼夜节律异常发生率高，白大衣高血压及假性高血压增多[15]。

（4）妊娠高血压[10]：妊娠高血压分为妊娠期高血压、子痫前期/子痫、妊娠合并慢性高血压、慢性高血压并发子痫前期。妊娠期高血压为妊娠 20 周后发生的高血压，不伴明显蛋白尿，分娩后 12 周内血压恢复正常。妊娠合并慢性高血压是指妊娠前即存在或妊娠前 20 周出现的高血压或妊娠 20 周后出现高血压而分娩 12 周后仍持续血压升高。子痫前期定义为妊娠 20 周后的血压升高伴临床蛋白尿（尿蛋白≥300 mg/d）或无蛋白尿伴有器官和系统受累，如心、肺、肝、肾，血液系统、消化系统及神经系统等。重度子痫前期定义为血压≥160/110 mmHg，伴临床蛋白尿，和（或）出现脑功能异常、视力模糊、肺水肿、肾功能不全、血小板计数<10 万/mm^3、肝酶升高等，常合并胎盘功能异常。

2. 不同类型高血压的特点

（1）原发性高血压：特点为病因不明确，多需长期治疗以控制血压。

（2）继发性高血压：特点为病因明确，如肾病、内分泌疾病等引起。诊断时需排除原发性高血压，并寻找治疗原发病。

（3）不同级别的高血压：血压水平分级越高，危险程度越大。诊断需多次测量血压值后对应相应级别的标准。

（4）昼夜节律异常的高血压：需通过 24 小时动态血压监测来确诊。

（5）单纯收缩期或舒张期高血压：分别针对收缩压或舒张压

升高的患者，诊断时需注意区分。

高血压的分类多种多样，不同类型的高血压可能有不同的病因、临床表现和治疗方法。因此，在诊断和治疗高血压时，应根据患者的具体情况进行个体化评估和治疗。患者及其家属应充分了解高血压的分类及特点，积极配合医生的治疗建议，有效控制血压，以降低心血管疾病的风险。

五、规范血压测量

高血压是一种常见的慢性疾病，若未能得到有效控制，可导致心、脑、肾、大血管以及眼底等器官病变，进而危及人的身体健康。因此正确测量血压是高血压防治工作的基础，也是评估治疗效果和病情进展的关键。然而，许多人在测量血压时存在方法不规范，导致测量的结果不准确，而误导治疗。因此，规范测量血压至关重要。

我们需要先了解血压测量的基本原理。血压是指血液在血管中流动时对血管壁产生的压力。通常使用血压计来测量收缩压（高压）和舒张压（低压）的数值。收缩压是心脏收缩时血液对血管壁产生的最大压力，而舒张压则是心脏舒张时血管壁的最低压力。

为了规范测量血压，我们需要遵循以下步骤。

1. 选择合适的血压计

目前市面上主要有水银血压计和电子血压计两种类型。水银血压计测量结果较为准确，但需要一定的操作技巧；因水银血压计不容易分辨声音，容易造成结果不准确，而且汞对人体有害，还容易污染环境。而电子血压计操作简单，适合家庭使用。在选择血压计时，应确保其是通过标准化方案验证的血压计，日常使用的血压计也需要定期校正。

2. 保持测量环境安静

测量血压时,应确保环境安静、舒适,测量前,受试者要排空膀胱,避免饮食、吸烟。静坐 5～10 分钟,保持心情平静,身心放松,避免剧烈运动或情绪波动。

3. 采用正确的测量姿势

测量血压时,受试者应坐在靠背椅子上,双脚平放在地面上,捆绑袖带上臂的中点与心脏保持同一水平。袖带应紧贴皮肤,松紧适度,避免过紧或过松,否则会影响测量结果。袖带的底部应离肘关节上方 1～2 cm,应根据受试者上臂臂围的大小选择合适的袖带,《2019 年中国家庭血压监测指南》[16] 推荐,一般上臂臂围＜32 cm 使用标准袖带;上臂臂围≥32 cm 使用大袖带。如果给儿童、青少年或其他上臂过细者测量血压,应选择小袖带。

4. 选择合适的血压测量时间

《2019 年中国家庭血压监测指南》[16] 推荐应该每日早、晚测量血压,每次测 2～3 遍,时间间隔 1 分钟。一般在就诊前连续测量 5～7 天;血压达标后,每周测量至少 1 天。同时需记录测量血压的平均值、测量时间、三餐及服药时间。

除了遵循上述测量步骤,我们还需注意一些常见的误区:

(1) 请勿餐后或饮酒、喝咖啡后立即测量血压,以免影响血压的准确度;

(2) 请勿将血压计放置在床上或软垫上测量血压,这会导致测量结果偏低;

(3) 请勿频繁测量血压,以免因紧张而影响测量结果。一般每天测量 1～2 次即可。

总之,准确测量血压在高血压防治中至关重要。为确保数据的准确性,需选择合适的血压计,在安静的环境下采用正确的姿势和袖带进行测量,并正确读取血压值。同时,要避免常见的误区。

只有准确测量,才能了解血压的真实状况,从而及时采取措施预防和治疗高血压,降低并发症风险,保障自己的健康。

图3-1所示为根据《中国家庭血压监测指南》[16]给出的规范测量血压方法。

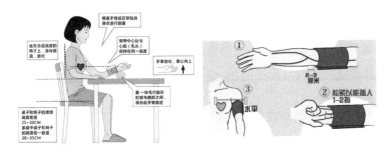

图3-1　血压测量方法

六、高血压病因探析

高血压与血管硬化存在密切的关联。高血压是血管硬化的重要危险因素之一,而血管硬化又是高血压的病理基础。早期发现并干预高血压的病因,积极消除其影响因素,对延缓血管硬化进程、减少心血管疾病发生具有重要的意义。这不仅有助于保护血管健康,还能显著降低心血管事件的发生风险,提高患者的生活质量。因此本文将详细探讨高血压病因,以期实现高血压的早期预防。

1.遗传因素

遗传因素在高血压的发病中占据重要地位。高血压存在家族聚集性,提示遗传因素可能在血压调节机制中发挥关键作用。虽然具体的遗传机制尚未完全阐明,但随着科学研究的进展,会不断地揭示与高血压相关基因变异。

2. 生活方式与饮食习惯

不良的生活方式和饮食习惯是高血压的重要诱因。现代社会的快节奏生活和高压力工作环境,使人们的精神长期处于紧张状态,导致交感神经兴奋,释放大量的升压激素,进而引发血压升高。

3. 环境因素

环境因素同样会对血压产生重要的影响。长期暴露于噪声、空气污染等不利环境中,可能通过引起交感神经兴奋、血管内皮功能受损等途径导致血压升高。此外,季节变化也是影响血压波动的重要因素。

4. 继发性高血压:隐藏在背后的真凶

继发性高血压是指由某些确定的疾病或病因引起的血压升高。在中国高血压人群中,继发性高血压占 $10\%\sim15\%$[14],但其背后的疾病可能更加严重,且对治疗的反应也不同。了解继发性高血压的常见病因,对早期识别、诊断和治疗具有重要的意义。《中国继发性高血压临床筛查多学科专家共识(2023)》指出,继发性高血压包括多种常见相关疾病。

1)肾脏疾病

肾脏是调节血压的重要器官之一,多种肾脏疾病可导致继发性高血压。如肾实质性病变(如肾小球肾炎、慢性肾盂肾炎等)和肾血管病变(如肾动脉狭窄)均可引起血压升高[14]。

2)内分泌疾病

内分泌系统分泌的多种激素与血压调节密切相关,因此,内分泌疾病也是继发性高血压的常见原因。如原发性醛固酮增多症、库欣综合征、嗜铬细胞瘤、甲状腺功能亢进等。这些疾病通过影响激素分泌,导致体内水钠潴留、血容量增加或血管收缩,进而引发高血压[14]。

3)心血管疾病

某些心血管疾病,如主动脉瓣关闭不全、主动脉缩窄、完全性房室传导阻滞、多发性大动脉炎等,也可引起继发性高血压。主动脉瓣关闭不全时,左心室部分血液反流至左心房,导致心脏负担加重,血压升高。而主动脉缩窄则限制了血液流动,使上肢血压升高,下肢血压降低[14]。

4）颅脑疾病

颅脑疾病,如脑肿瘤、脑外伤等,可通过影响中枢神经系统对血压的调节功能,导致继发性高血压。如脑肿瘤压迫下丘脑或垂体,可能干扰血压调节中枢,使血压升高[14]。

5）睡眠呼吸暂停综合征

睡眠呼吸暂停综合征患者在睡眠过程中,由于上呼吸道阻塞,导致反复呼吸暂停和低通气,引起缺氧和高碳酸血症。这些变化可刺激交感神经系统,使心率加快、血压升高[17]。

6）其他因素

妊娠高血压综合征、红细胞增多症、药物(糖皮质激素、抗肿瘤药物、拟交感神经药、口服避孕药、环孢素、甘草等)、高原、肥胖、精神心理问题等都可能是引起继发性高血压的因素。

5. 基因疾病：遗传密码中的高血压风险

基因疾病,即因基因突变或基因异常导致的疾病,也在高血压发病中扮演重要的角色。单基因遗传性高血压[10]的突变主要涉及肾小管离子转运系统、肾上腺类固醇合成以及神经内分泌调控等关键环节,这些突变通过多种机制共同作用于血压调节系统,最终导致高血压的发生。包括假性醛固酮增多症综合征、戈登综合征、拟盐皮质激素增多症、盐皮质类固醇受体突变导致妊娠加重的高血压；家族性醛固酮增多症Ⅰ、Ⅱ、Ⅲ型、先天性肾上腺皮质增生症(11-β羟化酶缺乏症、17α-羟化酶/17,20裂解酶缺乏症)、家族性糖皮质激素抵抗；神经内分泌肿瘤、高血压伴短指畸形、多发性内分泌肿瘤(multiple endocrine neoplasia,MEN)和希佩尔-林道病(von Hippel-Lindau disease，VHL)等。

高血压作为一种复杂的慢性疾病，其病因涉及多个方面。继发性高血压是高血压发病的重要原因之一。通过深入解析这些病因，我们可以更好地理解高血压的发病机制，为高血压防控提供科学依据。未来，随着医学研究不断深入和医疗技术不断进步，相信我们能够更加有效地预防和治疗高血压，提高患者的生活质量。

七、血压季节性变化与管理

血压，作为衡量心血管健康的重要指标，其稳定性对维护人体健康至关重要。然而，血压并非一成不变，而是会随着多种因素波动，季节变化是其中一个不可忽视的重要因素。

1. 冬季：血压的"高峰时段"

冬季，随着气温下降，人体的血压也悄然上升。这一现象并非偶然，而是有着明确的生理机制。在寒冷的环境中，为了维持体温，人体会通过一系列生理反应以减少热量散失，包括皮肤血管收缩。这一过程导致外周血管阻力增加，进而使血压升高。此外，冬季人体交感神经系统活性增强，肾素-血管紧张素系统（RAAS）也被激活，促使血压升高[18]。

冬季室内外温差大，也可能加剧血压的波动。从温暖的室内突然到了寒冷的室外，或者在寒冷的夜晚睡眠时，血压都可能因为环境变化而上升[19]。这种血压上升不仅增加了高血压患者的心血管事件风险，也会对一般人群的心血管健康构成威胁[20]。

2. 夏季：血压的"低谷时期"

与冬季相反，夏季气温升高，人体通过出汗等方式增加散热，导致体液丢失和血液浓缩。虽然这一过程可能短暂地增加血液黏稠度，但总体上，高温使血管扩张，外周血管阻力降低，从而使血压下降。然而，值得注意的是，夏季高温也可能导致脱水，如果不及时补充水分,可能会引发血压反跳性升高。

3. 春秋季:血压的"过渡季节"

春秋季节作为冬夏之间的过渡,气温逐渐变化,血压也呈现相应的波动。春季气温逐渐回升,血压开始从冬季的高峰逐渐下降;而秋季气温逐渐降低,血压也开始逐渐上升。这两个季节的血压波动相对较为平缓,但仍然受到气温、昼夜节律等多种因素影响。

4. 血压波动的科学解析

1)气温对血压的影响

气温是影响血压季节性变化的主要因素之一。热胀冷缩的原理同样适用于人体血管。在气温较高的季节,血管会扩张,血液流经血管壁时受到的阻力降低,血压相应下降;而在气温较低的季节,血管收缩,阻力增加,血压升高[21]。这一机制在全球范围内均适用,无论是在北半球还是南半球,均可观察到血压的季节性波动[22]。

2)昼夜节律的变化

季节变化不仅影响血压的整体水平,还可能改变血压的昼夜节律。冬季夜间血压下降幅度通常较夏季大,这种昼夜节律的异常可能导致心血管事件的风险增加。昼夜节律的变化可能与光照时间、温度、人体生物钟等多种因素有关。

3)生活方式的改变

季节变化往往伴随着人们生活习惯的改变,如饮食习惯、运动习惯等,这些变化也可能间接影响血压水平。冬季时,人们往往摄入更多的高热量食物,而运动量减少,这些因素都可能导致体重增加和血压升高。相反,夏季时,人们可能更倾向摄入清淡食物,增加运动量,有助血压降低。

5. 季节变化治疗方案调整

了解季节变化对血压的影响有助于我们采取相应的策略来管理血压,降低心血管事件的风险。《高血压患者血压季节性变化临床管理中国专家共识》指出,在季节变化时需要灵活调整降压药,确保血压全程、全面达标,建议在季节交替时提前干预,避免血压季节性变异幅度过大。医生应根据季节特点调整治疗方案。

1)加强血压监测和定期随访

季节交替时,高血压患者应加强血压监测,以及时发现血压变化,从而采取相应的治疗措施。特别是在冬季和春季,由于气温波动较大,更应密切关注血压变化,预防心血管事件发生。家庭血压监测是一种高重复性、可靠的预测心血管并发症的方法,可以更加准确、全面地反映在日常生活状态下的血压水平[16]。

2)保持健康生活方式

不论季节如何变化,保持健康的生活方式都是稳定血压的重要环节。高血压患者应注意保暖,避免受凉;保持规律的作息时间、充足的睡眠;适量摄入高纤维、低盐、低脂的食物,戒烟、限酒,适量运动。

季节变化对血压影响是一个复杂而有趣的现象,涉及生理、环境、生活习惯等多个方面。了解这一现象,有助于我们更好地管理血压,预防心脑血管疾病发生。无论季节如何更迭,保持健康的生活方式,关注血压变化,都是维护心血管健康的不二法门。

八、高血压的食养与运动

高血压,这一无形的健康杀手,正悄无声息地影响着全球数亿人的生活质量。随着现代生活节奏的加快和饮食习惯的改变,高血压的发病率逐年攀升。那么我们如何通过科学的饮食和运动来有效控制血压呢?下面将为您一一解答。

1. 高血压的食养策略

1)减盐增钾,清淡为主

食盐是高血压的重要风险因素之一。因此,高血压患者应严格控制食盐摄入量,每日食盐摄入量建议不超过 5 g。同时,增加富含钾元素的食物摄入,如新鲜蔬菜、水果和豆类等,有助促进钠的排泄,从而降低血压[23]。肾功能不全的患者是否可以食用富钾饮食,需咨询专业医生。

(1) 推荐食物：芹菜、香蕉、土豆、菠菜、蘑菇等。

(2) 避免食物：腌制食品、加工肉类、高盐调味品等。

2) 均衡膳食,科学搭配

高血压患者的饮食应均衡多样,确保摄入足够的蛋白质、维生素、矿物质和膳食纤维。建议多食用全谷物、新鲜蔬果、低脂奶制品、鱼类和大豆制品等健康食物[23]。

(1) 全谷物：糙米、燕麦、全麦面包等。

(2) 蔬果：各种颜色的蔬菜和水果,尤其是深绿色蔬菜。

(3) 低脂奶制品：脱脂或低脂牛奶、酸奶等。

(4) 鱼类：富含 ω-3 脂肪酸的鱼类,如三文鱼、鲭鱼等。

有研究表明[24],以蔬菜水果、鱼类、五谷杂粮、豆类和橄榄油为主的地中海饮食(具体可见第四章第四节中的"饮食调节")对增强指数有改善作用,而对脉搏波传导速度改善作用并不明显。

3) 中医食养,辨证施膳

中医食养强调根据体质和病情进行个性化调养。高血压患者可根据中医辨证施膳的原则,选择具有降压功效的食物进行食疗[23]。

(1) 肝火上炎型：可食用芹菜、菊花、绿茶等具有清肝降火作用的食物。

(2) 痰湿内阻型：可食用薏米、山药、冬瓜等具有健脾运湿作用的食物。

2. 高血压的运动疗法

1) 适量运动,持之以恒

规律的有氧运动是控制高血压的有效手段之一。建议高血压患者每周进行至少 150 分钟的中等强度有氧运动,或 75 分钟的高强度有氧运动[23]。运动形式可根据个人喜好和身体状况选择,如快走、慢跑、游泳、骑自行车等。

注意事项:

(1)运动前应进行适当的热身活动,避免突然增加运动量;

(2)运动时应保持适当的强度和时间,避免过度劳累;

(3)运动后应做好拉伸放松,促进肌肉恢复。

2)个性化运动方案

不同年龄段和病情的高血压患者,其运动方案应有所不同[15]。例如,老年高血压患者应避免高强度运动,可选择散步、太极拳等低强度运动;合并有心脑血管疾病的患者,在制订运动方案前应咨询医生或专业人员的意见。

推荐运动:

(1)散步:简单易行,适合各年龄段的高血压患者;

(2)慢跑:适合身体状况较好的中青年高血压患者;

(3)太极拳:动作柔和缓慢,适合老年高血压患者;

(4)游泳:全身性运动,有助于减轻体重和降低血压。

研究[25]认为,适当的有氧运动和高强度间歇训练可减轻动脉硬化,而阻力训练对动脉硬化无改善作用甚至可能会加重。

3. 综合管理,科学降压

高血压管理是一个系统工程,除了饮食和运动外,还需要结合药物治疗、心理调适等多方面措施。对于已经确诊的高血压患者,应在医生指导下,选择合适的降压药物进行治疗,并定期监测血压变化,以评估治疗效果[26]。

(1)药物治疗:降压药物种类繁多,患者应根据自身病情和医生建议选择合适的药物。同时,应注意药物的不良反应和药物间的相互作用,确保用药安全。

（2）心理调适：长期的精神紧张和压力过大也会增加高血压发病的风险。因此，高血压患者应学会调节自己的情绪，保持积极乐观的心态，有助血压稳定。

（3）定期体检：高血压患者应定期进行体检，包括血压、血脂、血糖等指标的监测，以便及时发现并处理相关并发症。

高血压并不可怕，只要我们采取科学的生活方式，通过合理的饮食和运动来管理血压，就能够在很大程度上降低高血压带来的健康风险。

九、高血压药物治疗

高血压与血管之间相互影响、互为因果，因此，合理的药物治疗对控制高血压、预防并发症至关重要。下面将详细介绍高血压治疗的重要性、常用药物及其作用机制、个体化治疗原则。

1. 高血压药物治疗的重要性

高血压治疗主要通过非药物治疗（如生活方式调整）和药物治疗相结合的方式来进行。尽管非药物治疗对控制轻度高血压和改善患者整体健康状况有益，但对大多数患者而言，药物治疗仍然是控制血压的主要手段。合理的药物治疗不仅能有效降低血压，还能减少靶器官损害，降低心血管事件发生的风险。

2. 常用高血压治疗药物类别

本书中参照《中国高血压防治指南（2018年修订版）》[10]《国家基层高血压防治管理指南2020版》[27]《高血压患者药物治疗管理路径专家共识（2022）》[28]《中国心力衰竭诊断和治疗指南2024》[29]列出了高血压治疗药物类别。

1）利尿剂

（1）作用机制：利尿剂通过增加肾脏对钠和水的排泄，减少血容量，从而降低血压。

（2）分类：主要包括噻嗪类利尿剂（分为噻嗪型利尿剂和噻嗪样利尿剂）、袢利尿剂（如呋塞米）和保钾利尿剂（如螺内酯）。

（3）常见不良反应：低钾血症、高尿酸血症、血脂异常等。长期使用利尿剂需注意监测血糖、肾功能和电解质。

（4）适合人群：老年高血压、单纯收缩期高血压、肥胖及合并心力衰竭的患者。

（5）禁忌证：严重肾功能不全、高钾血症患者禁用。相对禁忌证：妊娠妇女。

2）钙通道阻滞剂

（1）作用机制：钙通道阻滞剂（CCB）通过阻断血管平滑肌细胞膜上的钙离子通道，减少钙离子内流，使血管平滑肌松弛，血管扩张，从而降低血压。钙通道阻滞剂可能改善血管弹性。

（2）分类：包括二氢吡啶类（如氨氯地平、硝苯地平）和非二氢吡啶类（如维拉帕米、地尔硫䓬）。

（3）常见不良反应：面部潮红、头痛、牙龈增生、下肢水肿、反射性心率增快等。

（4）适合人群：老年高血压、单纯收缩期高血压、左心室肥厚、冠心病及周围血管病患者。

（5）禁忌证：非二氢吡啶类钙通道阻滞剂禁用于病态窦房结综合征、二度至三度房室阻滞、心力衰竭、妊娠期。

3）血管紧张素转换酶抑制剂

（1）作用机制：血管紧张素转换酶抑制剂（ACEI）通过抑制血管紧张素转换酶，阻断血管紧张素Ⅱ生成，达到降压目的。改善血管内皮功能，抑制血管重构，同时还具有改善胰岛素抵抗、减少尿蛋白等保护靶器官的作用。

（2）常见不良反应：刺激性干咳、高钾血症、血管神经性水肿、其他低血压、皮疹。

（3）适合人群：左心室肥厚、伴慢性心力衰竭、心肌梗死后心功能不全、心房颤动预防、糖尿病肾病、非糖尿病肾病、代谢综合征、蛋白尿或微量白蛋白尿患者。

（4）禁忌证：双侧肾动脉狭窄、高钾血症患者、肌酐（Cr）≥3 mg/dL（265 μmol/L）的严重肾功能不全禁用，使用血管紧张素转换酶抑制剂曾发生血管神经性水肿禁用，妊娠或计划妊娠和哺乳期患者禁用。

4）血管紧张素受体拮抗剂

（1）作用机制：血管紧张素受体拮抗剂（ARB）通过选择性阻断血管紧张素Ⅱ受体（AT1受体），阻断血管紧张素Ⅱ的升压作用，达到降压效果；改善血管内皮功能，抑制血管重构。

（2）常见不良反应：相对较少，主要有头晕、头痛等。使用时需关注血钾、肌酐水平变化。

（3）适合人群：与ACEI相似，特别适用于不能耐受血管紧张素转化酶抑制剂的刺激性干咳患者。

（4）禁忌证：妊娠妇女或计划妊娠和哺乳期、双侧肾动脉狭窄患者、高钾血症禁用。

5）β受体阻滞剂

（1）作用机制：通过阻断β肾上腺素能受体，降低心肌收缩力，减慢心率，减少心输出量，从而发挥降压作用。

（2）分类：选择性β1受体阻滞剂（如美托洛尔）、非选择性β受体阻滞剂（如普萘洛尔）和兼有α1受体阻滞作用的β受体阻滞剂（如卡维地洛）。

（3）常见不良反应：心动过缓、乏力、四肢发冷、糖脂代谢异常等。

（4）适合人群：心率较快的中、青年患者，或合并心绞痛和慢性心力衰竭患者。

（5）禁忌证：心源性休克、病态窦房结综合征、二/三度房室传导阻滞但未植入心脏起搏器、心率＜50次、急性心力衰竭、支气管哮喘急性发作期禁用。慢性阻塞型肺病、周围血管病或糖耐量异常者、运动员慎用。

6）α受体阻滞剂

α受体阻滞剂一般不作为治疗高血压的首选药物。

（1）适用人群：高血压伴前列腺增生患者，难治性高血压患者。

（2）注意事项：开始给药应在入睡前，以预防体位性低血压发生，使用中注意测量坐、立位的血压，最好使用控释制剂。

（3）禁忌证：体位性低血压者禁用。心力衰竭者慎用。

7）血管紧张素受体-脑啡肽酶抑制剂

血管紧张素受体-脑啡肽酶抑制剂（ARNI）在增强利钠肽系统的同时抑制肾素-血管紧张素-醛固酮系统，其代表药物为沙库巴曲缬沙坦。沙库巴曲是脑啡肽酶抑制剂的前体药物，在肝脏经羧酸酯酶分解为脑啡肽酶抑制剂沙库比利拉，从而抑制脑啡肽酶对利钠肽的降解，增强利钠肽系统，发挥舒张血管、降低交感神经系统活性、利钠和利尿的作用，同时有抑制心脏重构、抗氧化应激等作用。

（1）适合人群：原发性高血压，纽约心脏病协会（New York Heart Association，NYHA）心功能分级Ⅱ/Ⅲ级的射血分数降低的心力衰竭（HFrEF）患者，NYHA心功能分级Ⅱ/Ⅲ级、接受血管紧张素转化酶抑制剂/血管紧张素受体拮抗剂治疗仍有症状的心力衰竭患者，推荐使用血管紧张素受体-脑啡肽酶抑制剂（ARNI）替代血管紧张素转化酶抑制剂/血管紧张素受体拮抗剂。

（2）禁忌证：妊娠和哺乳期，有血管神经性水肿病史，双侧肾动脉狭，估算的肾小球滤过率（eGFR）≤30 mL/(min · 1.73 m²)，症状性低血压(收缩压＜90 mmHg)、重度肝损害（Child-Pugh 分级 C 级）、胆汁性肝硬化和胆汁淤积、血钾＞5.0 mmol/L，禁止与血管紧张素转化酶抑制剂合用，停止使用血管紧张素转化酶抑制剂 36 小时后方可使用；禁止对 2 型糖尿病患者将其与阿利吉仑合用。

8) 肾素抑制剂

一类新型降压药，可显著降低高血压患者的血压水平。但是对心脑血管事件的影响尚待大规模临床试验评估。

3. 个体化治疗的重要性

高血压治疗应遵循个体化原则，即根据患者的年龄、性别、合并症、靶器官损害情况、对药物的耐受性和依从性等因素，选用适当的药物和剂量。不同的患者对药物的反应可能存在差异，因此，医生在制订治疗方案时，应充分考虑患者的个体差异，制订个性化治疗计划，并定期随访评估治疗效果，及时调整治疗方案。个性化治疗方案有助于提高降压效果，减少药物不良反应，改善患者的生活质量。

4. 注意事项

(1) 遵医嘱服药：患者应严格按照医生的处方服药，不可随意增减剂量或更换药物。若出现任何关于药物治疗的疑问或不适，应及时咨询医生。

(2) 定期监测血压：患者应定期监测血压，及时了解血压控制情况，并向医生反馈，以便调整治疗方案。家庭血压监测和 24 小时动态血压监测有助于更全面地了解血压波动情况。

(3) 注意药物不良反应：患者在服药期间应注意观察是否出现药物不良反应，若有不适应及时就医。医生可根据患者反应的情况调整药物种类或剂量。

(4) 生活方式调整：药物治疗应与生活方式调整相结合，包括限盐、减重、适量运动、戒烟限酒等。这些措施有助增强药物治疗效果,降低血压水平。

(5)药物相互作用:患者在使用多种药物时,应注意药物之间的相互作用。特别是老年人和合并多种疾病的患者,更需关注药物间的相互影响,以免发生不良事件。

十、高血压常见误区详解

高血压虽然是一种普遍存在的慢性疾病,然而,在高血压的认知、用药以及其他方面,公众往往存在诸多误区。

1. 认知误区

1)血压测量误区

误区一:只测一次血压就能判断高血压。

很多人认为,只要测一次血压,如果数值高,就是高血压。实际上,血压受多种因素影响,如情绪、运动、饮食等。因此,一次血压高并不能确诊为高血压。正确的做法是非同日 3 次测量血压,血压均≥140/90 mmHg 可诊断为高血压。

误区二:测量血压正常就认为没有高血压。

有些人偶尔一次测量血压正常,就认为自己没有高血压。实际上,高血压的定义是指血压持续高于正常水平,即使偶尔测量一次血压正常,也不能排除高血压的可能性。因此,定期监测血压是非常重要的。

2)对疾病认识误区

误区一:高血压只是老年人会得的疾病。

很多人认为高血压只是老年人的专利,年轻人不会得。然而,随着生活节奏加快和工作压力增大,高血压的发病年龄正逐渐年轻化。因此,年轻人也应该关注自己的血压状况。

误区二:高血压可以根治。

目前,除了部分继发性高血压可以根治,大多数人患了高血压尚无根治的方法。一旦患上高血压,就需要长期控制和管理。因此,患者应该树立长期治疗的观念。

误区三:高血压只是血压升高,对身体没有其他影响。

实际上,高血压对身体的影响是多方面的。它不仅会增加心血管疾病的风险,还可能损害肾脏、眼睛等器官。因此,高血压患者需要全面评估靶器官损害,积极进行综合治疗。

误区四:忽视无症状高血压。

有些高血压患者没有明显的症状,如头晕、头痛等,便认为高血压不用治疗。然而,无症状高血压同样会增加心血管疾病的风险。因此,无论有无症状,都应积极治疗高血压。

2. 用药误区

1)药物使用不当

误区一:降压药有依赖性,一吃上就停不下来。

很多人担心降压药会产生依赖性,一旦开始服用就无法停药。实际上,降压药物并无成瘾性。医生之所以建议长期服药,是因为高血压是终身性疾病,需要长期控制血压以减少并发症的发生。随意停药或减药会导致血压反弹,增加心血管事件的风险。

误区二:血压正常就可以停药。

有些患者在服用降压药至血压正常,便认为高血压已治愈,就可以停药。然而,高血压目前尚无根治方法,绝大多数患者需要终生服药。血压正常是药物控制的结果,一旦停药,血压往往会再次升高。因此,即使血压降至正常,也应在医生指导下继续服药,定期复诊,监测血压。

误区三:降压药有不良反应,能不用就不用。

所有药物都可能存在不良反应,但长效降压药的不良反应相对较小,且可通过调整药物种类和剂量来减轻或避免。相比之下,高血压带来的危害远大于降压药的不良反应。因此,患者应在医生指导下合理用药,切勿盲目排斥药物治疗。

2)剂量调整误区

误区一:自行调整药物剂量。

有些患者在血压波动时,会自行调整降压药的剂量,这种做法是非常不推荐的。因为降压药的剂量需要根据患者的具体情况和医生的医嘱来决定。自行调整剂量可能导致血压波动较大,甚至会引发严重的并发症。

误区二:认为剂量越大,降压效果越好。

实际上,降压药的剂量并不是越大越好。不同患者对药物的敏感性和耐受性不同,需要根据个体情况来确定最佳剂量。用药剂量过大可能导致不良反应增加,而剂量过小则可能无法有效控制血压,应根据医生建议用药。

3. 其他方面误区

1)饮食误区

误区一:只要不吃盐,血压就能降下来。

虽然减少盐的摄入有助降低血压,但仅仅不吃盐并不能完全控制高血压。高血压的饮食管理需要综合考虑多种因素,如脂肪、糖分、膳食纤维等。因此,患者应该遵循医生或营养师的建议,制订全面的饮食计划。

误区二:认为某些食物可以根治高血压。

有些人认为某些食物如芹菜、山楂等可以根治高血压。然而,这些食物虽然对降压有一定辅助作用,但并不能替代药物治疗。高血压患者需要综合治疗,包括药物治疗、饮食调整、运动锻炼等。

2)运动误区

误区一:认为剧烈运动可以快速降压。

剧烈运动虽然可以暂时降低血压,但长期剧烈运动可能导致血压升高。因为剧烈运动会使心脏负担加重,增加心血管事件发生的风险。因此,高血压患者应该选择适合自己的运动方式,如散步、慢跑、瑜伽等。

误区二:忽视运动对高血压的预防作用。

有些人认为只有患上高血压后才需要运动。实际上,运动对高血压的预防也有重要作用。通过定期适当运动,可以保持健康的体重,降低血压和胆固醇水平,减少心血管疾病的风险。

3）心理调节误区

误区一:忽视心理压力对高血压的影响。

心理压力是高血压的重要诱因之一。长期的心理压力可能导致血压升高,增加心血管疾病的风险。因此,高血压患者需要学会调节自己的心理状态,可通过冥想、深呼吸、放松训练等方式来缓解压力。

误区二:认为高血压只是身体问题,与心理状态无关。

实际上,高血压与心理状态密切相关。焦虑、抑郁等心理问题都可能导致血压升高。因此,高血压患者在治疗过程中,也需要关注自己的心理健康状况,必要时可寻求心理医生的帮助。

综上所述,高血压患者可能在认知、用药以及其他方面都存在诸多误区。为了有效控制和管理高血压,患者需要树立正确的观念,遵循医生的建议和治疗方案,同时注意调整自己的生活方式和心理状态。只有这样,才能更好地控制血压水平,减少并发症的发生风险。

高血压及其与血管病变之间关系错综复杂,是心血管健康领域不可忽视的重要环节。高血压不仅是血管病变的重要驱动力,其持续存在更是加重了血管系统的损伤,进而引发一系列严重的心血管并发症。因此,了解高血压、积极预防并有效治疗高血压,守护血管健康,提高血压的分级分期管理。

从生活方式干预到药物治疗,每一环节都至关重要。通过均衡饮食、适量运动、戒烟限酒等健康生活习惯的培养,可以有效降低高血压的风险。同时,对已经确诊为高血压的患者,科学合理的药物治疗更是不可或缺。血管紧张素转换酶抑制剂、血管紧张素受体拮抗剂、钙通道阻滞剂等药物的应用,不仅能够有效控制血压,还能在一定程度上改善血管功能,减缓血管病变进程。

然而,守护血管健康并非一朝一夕之功,高血压与血管病变之间的相互影响,提醒我们必须高度重视心血管健康,从预防入手,科学治疗,全方位守护血管系统的健康。

(上海交通大学医学院附属瑞金医院　常桂丽,唐铭骏)

第二节　糖尿病和血管疾病

一、糖尿病与血管疾病的关系

高血压、高血糖和高血脂(俗称"三高")是普通人群最为常见疾病类型。生活中虽然大部分人患有其中一种疾病,但是也有相当比例的人会同时诊断出其中两种甚至三种疾病。同时诊断有高血压、高血糖和高血脂的人群患心脑血管疾病的风险相较于其他人更高。

本节主要阐述糖尿病对血管疾病的影响。

1. 糖尿病的现状

糖尿病就像一个狡猾的"甜蜜杀手"悄悄地潜入人们的生活。它主要因胰岛素分泌不足或功能障碍引起血糖升高,并逐渐损伤人的各个组织和器官。目前,糖尿病是最常见的慢性代谢性疾病[30],据国际糖尿病联盟(IDF)第10版《IDF全球糖尿病概览》

(2021年12月发布)统计,目前全球患糖尿病人数有5.37亿,其中大多数为2型糖尿病(T2DM)[31]。我国是世界人口大国,也是糖尿病的重灾区,近40年来糖尿病患病率显著增加。中国疾控中心发布中国糖尿病地图显示2015—2019年中国2型糖尿病患病率为14.92%[32],也就是6~7人中就有1个糖尿病患者,糖尿病患者人数居全球首位! 可见,由于生活水平提高、生活方式改变、人口老龄化等因素,糖尿病的患病率逐年增长,日益威胁着我国群众的身心健康。

2. 糖尿病最可怕之处

糖尿病本身并不可怕,可怕的是它导致的一系列并发症。糖尿病及其并发症致残致死率高,给个人、家庭和社会带来了沉重的疾病负担[33]。长期处于高血糖状态会导致各种并发症,包括血管病变、神经病变、皮肤病变等。其中,以大血管并发症最为严重,包括心血管疾病、脑血管疾病和周围血管疾病等,它们也是糖尿病患者死亡的主要原因。2019年全球疾病负担(GBD)研究表明,2型糖尿病发病率(每10万人口)由1990年的117.22增加到2019年的183.36,死亡率(每10万人口)从0.74显著增长至0.77[34]。中国疾控中心周脉耕等通过分析国家死亡率监测系统(NMSS)的数据指出,2005—2020年,中国糖尿病死亡人数呈显著上升趋势。数据显示,我国2型糖尿病死亡率从2005年的12.18/10万上升至2020年的13.62/10万,增长了12%。据国际糖尿病联盟发布的全球最新数据显示,2017年我国因糖尿病导致死亡的人数达84万,已超过"癌症的第一杀手"——肺癌的年死亡人数,其中一半以上的糖尿病患者死于心血管并发症。另外,糖尿病微血管并发症,包括糖尿病肾病、糖尿病视网膜病变,也严重影响糖尿病患者的生活质量和寿命。

3. 糖尿病损伤血管的机制

2型糖尿病的代谢紊乱包括胰岛素抵抗、高血糖、游离脂肪酸释放过量及肥胖和血脂异常等,都会诱发人体氧化应激、慢性炎症反应等,并通过一系列环节影响血管壁,包括内皮细胞功能障碍、血小板高反应性和纤溶异常等。这些事件激活、增强了血管收缩并促进血栓形成,最终导致动脉粥样硬化。

血管内皮细胞位于血管壁最内层,像铺路石一样紧密排列,构成了一道血管屏障。内皮细胞具有多种功能,包括调节细胞增殖和分化、粘连、组织生长和代谢、血管生成、炎症反应、血管完整性、止血、血管通透性、血管平滑肌细胞增殖、血小板活化、纤维蛋白溶解、血栓形成及血液流动性维持等生物学功能。除此之外,内皮细胞能够产生血管扩张剂和血管收缩剂以维持血管紧张度。同时内皮细胞还释放促血栓形成分子和抗血栓形成分子以调节血栓的形成。内皮细胞功能障碍标志着 2 型糖尿病血管并发症开始,也就是动脉粥样硬化形成开始。2 型糖尿病导致的内皮细胞功能障碍和生理性破坏主要包括如下:

(1) 内皮细胞单层致密结构被破坏,引起血管屏障功能障碍;

(2) 血管舒张和收缩功能异常,导致血管收缩,管腔狭窄;

(3) 内皮修复减慢,内皮下胶原组织暴露时间延长,血小板在受损内皮上黏附,聚集增加;

(4) 单核细胞和淋巴细胞向受损内皮趋化,加重内皮损伤,促进平滑肌增殖,加快细胞外基质沉积,血管壁弹性减弱;

(5) 血管内皮的抗凝特性改变,使内皮进入高凝状态;

(6) 血小板过度活化,黏附和聚集能力增加,不仅容易触发血栓形成,而且通过释放促进氧化、促有丝分裂和促血管收缩的物质导致血管局部病变;

(7) 纤维蛋白原活化,纤维蛋白原沉积,出现纤溶异常。

以上诸因素均参与了糖尿病血管病变的发生和发展。糖尿病血管病变易呈现弥漫性改变,范围广泛,后果严重。

4. 糖尿病损伤血管后有哪些表现呢?

糖尿病对大血管的影响:高血糖会损伤主动脉、冠状动脉、脑血管、下肢动脉等大血管,导致动脉粥样硬化、动脉瘤等病变,进而引发心绞痛、心肌梗死、心力衰竭、脑卒中、下肢疼痛和间歇性跛行等。这些并发症不仅会给患者带来巨大的痛苦,还会严重影响患者的生活质量,甚至导致残疾或死亡。

1) 糖尿病与心肌梗死

糖尿病是心肌梗死的一个独立危险因素,与心肌梗死存在密切的联系。糖尿病患者的胰岛素抵抗、高血糖状态、氧化应激、炎症反应等因素都会导致冠状动脉粥样硬化和血管内皮功能障碍,从而增加心肌梗死的风险。此外,糖尿病还会影响心肌梗死的发生和发展。与非糖尿病患者相比,糖尿病患者心肌梗死发生率高出非糖尿病患者 2~3 倍,糖尿病合并心肌梗死患者的死亡率高达 40%[35]。如果同时合并有自主神经病变,糖尿病患者无痛性心肌梗死的发生率会明显高于非糖尿病人群。心肌梗死的无痛性主要与糖尿病性心脏自主神经病变密切相关,特别是交感神经痛觉纤维出现损伤,导致神经冲动传导受阻,痛阈水平升高,此类患者的临床发病表现不典型,非常容易被误诊而延误治疗[36]。

2) 糖尿病与心力衰竭

心力衰竭是由于心脏结构和功能的异常,导致心室充盈和(或)射血能力受损,不能满足机体代谢需求的一种临床综合征。心力衰竭是多种心脏疾病的终末状态,预后较差。糖尿病和心力衰竭的关系复杂且密切。一方面,糖尿病会增加患者发生心力衰竭的风险;另一方面,心力衰竭也是糖尿病患者死亡的主要原因之一。糖尿病导致的血管病变与心肌病变、代谢异常等共同促使心力衰竭发生和发展。

3）糖尿病与脑卒中

糖尿病患者的脑血管意外主要有脑出血和脑梗死两种类型。脑出血是糖尿病患者最常见的脑血管意外之一，大多出现在白天，当患者情绪激动或者太过劳累、喝酒过多时，会导致血压突然升高使脑血管破裂。脑梗死则是糖尿病引发另一种高发的脑血管意外，多出现在 50～70 岁的人群当中，脑梗死可能发生在睡眠状态下，患者突然昏迷跌倒、无法说话、肢体麻木、意识模糊等。

4）糖尿病与下肢血管疾病

糖尿病下肢血管病变是糖尿病常见的慢性并发症之一，也是导致糖尿病患者残疾和死亡的主要原因之一。该病变是由于长期的高血糖状态导致血管内皮损伤，使得血管狭窄、闭塞，进而引起下肢远端缺血、缺氧，引发一系列的临床症状。据统计，约有 60％的糖尿病患者会出现下肢血管病变，其中约有 15％患者会出现严重的下肢血管狭窄或闭塞。糖尿病下肢血管病变的主要表现为下肢疼痛、感觉异常、间歇性跛行等，严重时可导致下肢坏死、截肢等严重后果。临床表现：① 疼痛：是糖尿病下肢血管病变患者最常见的症状。这种疼痛多在行走或运动后出现，表现为小腿肌肉或关节疼痛，有时可放射至大腿。随着病情加重，患者疼痛的频率和程度也会增加。据统计，约有 70％的患者会出现不同程度的疼痛症状。② 感觉异常：由于下肢远端的缺血和缺氧，患者常会出现感觉异常，表现为下肢麻木、蚁行感、针刺感等。这些症状在夜间尤其明显，有时会影响患者的睡眠质量。约有 50％的患者会出现这种感觉异常的症状。③ 运动障碍：随着病情的发展，患者可能会出现运动障碍，表现为下肢乏力、肌肉萎缩、关节僵硬等。这些症状会导致患者行走能力下降，甚至无法行走。据统计，约有 30％的患者会出现运动障碍的症状。④ 皮肤改变：由于缺血和缺氧，患者的下肢皮肤可能会出现色泽改变、皮肤干燥、瘙痒、溃疡等症状。其中，溃疡是最严重的后果之一,往往会合并感染,导致患者痛苦不堪。

5)糖尿病足病

糖尿病足是指糖尿病患者因下肢远端神经异常和不同程度的周围血管病变而导致足部溃疡、感染、深层组织破坏。这种疾病多发生在病程较长的糖尿病患者中,也是糖尿病最严重的慢性并发症之一。

糖尿病足的早期症状会出现足部感觉异常、肌肉萎缩、伤口愈合缓慢等,给患者的日常生活带来诸多不便,包括:① 行动受限,由于疼痛、肌肉萎缩或感觉异常,患者可能无法进行正常的日常活动,如散步、跑步、跳跃等;② 心理压力,长期的病痛和生活不便可能导致患者产生焦虑、抑郁等心理问题,影响生活质量;③ 经济负担,长期的医疗费用和因病无法工作而使经济负担加重。

糖尿病足晚期可能的表现包括:① 足部感染:可能表现为红肿、热痛、化脓等症状。由于糖尿病患者免疫力低下,感染不易控制,可能导致感染扩散,甚至全身感染。② 足部组织坏死或溃疡:坏死的组织可能会脱落,形成溃疡。溃疡面积较大、深度较深,难以愈合。溃疡部位容易感染,导致病情恶化。③ 足部变形:如足弓塌陷、足趾畸形等。这些变形可能导致足部受力不均,加重足部负担,使病情进一步恶化。④ 截肢风险:因足部组织坏死、感染等无法控制,只能采取截肢手术来控制病情。

5. 糖尿病对微血管的影响

糖尿病对视网膜、肾脏等器官的微血管损伤尤为严重,可导致视网膜病变和肾功能不全等并发症。

1)糖尿病视网膜病变

该病是糖尿病最常见的微血管并发症之一。其病理过程是长期的高血糖状态导致视网膜微血管损伤,引发视网膜缺血、缺氧,进而引起血管渗透性增加、血栓形成和血管生成等变化。随着病情发展,可能会出现微血管瘤、出血、渗出等病变,严重时可能导致视网膜脱离,严重影响视力。糖尿病视网膜病变的危害不容忽视,如不及时治疗,可能导致视力丧失。1型糖尿病患者糖尿病视网膜病变的发病率较高,约为90%,2型糖尿病患者糖尿病视网膜病变的发病率为50%~80%。病程越长,发病率越高。一般糖尿病病程5年后,糖尿病视网膜病变发生率为25%,10年后增至60%,15年以后可以高达75%~80%。

糖尿病视网膜病变的症状如下:

早期症状,包括轻微视力模糊,视野中有黑影或空白区域,双眼看东西色彩差异;

中期症状,包括视力明显下降,看到闪光或眼前有幕状遮挡,视野中心有暗点;

晚期症状,包括仅能感知光亮,不能看清物体;眼球疼痛或眼胀;眼睛出血或眼球表面出现新生血管。

2)糖尿病肾病

糖尿病肾病是糖尿病最常见的慢性并发症,也是糖尿病患者的主要死亡原因之一。由于长期高血糖状态,使肾脏微血管病变,进而引起肾功能进行性减退,导致糖尿病肾病。总体上,糖尿病肾病在糖尿病患者中的患病率较高。

糖尿病肾病的发病机制复杂,涉及遗传、代谢、血流动力学等多个因素。主要危险因素包括高血压、高血糖、高血脂等。糖尿病肾病根据病变特点可分为以下五期:

① 肾小球高滤过期:肾脏肥大,肾功能正常,尿常规及肾活检无异常;

② 静息期:尿微量白蛋白排泄率增加,肾活检肾小球病变轻微;

③ 微量白蛋白尿期:持续微量白蛋白尿,肾功能正常或轻度受损。此阶段肾脏病变较为轻微,但已出现肾小球滤过率下降。实验室检查可见尿白蛋白排泄率增加;

④ 临床蛋白尿期：大量白蛋白尿，明显水肿，高血压，肾功能不全。此阶段肾功能受到较严重损害，肾小球滤过率下降，血肌酐和尿素氮升高。此阶段患者病情严重，需要进行肾脏替代治疗以维持生命。

⑤ 终末期肾衰竭：肾小球滤过率严重下降，尿素氮、肌酐升高，水电解质紊乱。临床表现：在糖尿病肾病早期，可无明显症状，随着病情发展可出现水肿、高血压、泡沫尿等症状，还可能出现疲劳、食欲不振、恶心呕吐等症状。至终末期，因肾衰竭患者生活质量明显降低，预后差。

二、科学合理地管理血糖

科学合理地管理血糖，会给血管疾病预防带来的获益如下：

（1）血糖控制良好可减轻高血糖导致的一系列氧化应激、炎症反应等，可减轻血管损伤，降低大血管、微血管病变的发生风险；

（2）降低血液黏稠度：如果血糖控制不好，一直很高，血液的黏稠度就会变高，不仅会堵塞血管，还会让血管变硬变脆，不利于血管健康。而控制好血糖可以降低血液黏稠度，保持血液循环通畅；

（3）预防糖尿病血管病变：控制好血糖可以显著降低心脑血管疾病、糖尿病视网膜病变、糖尿病肾病等风险。

三、控制血糖小妙招

大家都听过糖尿病管理的"五驾马车"吗？

糖尿病管理的"五驾马车"：教育是核心，饮食是基础，运动是手段，药物是武器，监测是保障。

（1）糖尿病教育：糖尿病患者要保持良好的心理状态，避免紧张、焦虑，避免走极端。要主动地了解和认识糖尿病及其危害，要树立"知己知彼，百战不殆"的信心，提高自我管理能力和健康素养。

（2）饮食控制：糖尿病患者要均衡饮食，注意控制总热量摄入，建议粗细粮搭配、食物多样化，减少高糖、高脂肪、高盐等食物摄入。建议在总热量限制的基础上，少食多餐，分餐进食，烹调应以蒸、煮、灼、焖为主。

（3）适量运动：根据年龄、身体状况等选择适合自己的运动方式，保持每周至少 150 分钟的中等强度运动，如快走、慢跑、游泳、骑自行车、太极拳、跳舞、打球等，以有氧运动为主。要遵循"量力而行，循序渐进，持之以恒"的原则。

（4）药物治疗：目前降糖药物的种类很多，建议糖尿病患者要正规就医，在医生指导下选择合适的降糖药物。服药要按时、按量、不随意增减。

（5）自我监测：指尖血糖监测是糖尿病患者了解自己血糖情况最简单的手段，要定期监测血糖水平，指导自己的饮食和运动，并总结经验。同时，也需要定期到医院查静脉血糖、胰岛功能、糖化血红蛋白、肝肾功能，进行并发症评估等，在医生指导及时调整降糖方案，发现并发症应早期治疗。

这"五驾马车"在糖尿病管理中并驾齐驱、缺一不可。通过综合运用这 5 种方法，可以有效控制血糖，预防和延缓糖尿病及并发症的发生和发展。

为了更好地帮助糖尿病患者，国家标准化代谢性疾病管理中心（MMC）应运而生。该中心于 2016 年由中国工程院宁光院士发起，由国家代谢性疾病临床医学研究中心和上海市内分泌代谢病研究所组织在全国范围内开展应用。目前标准化代谢疾病管理中心已覆盖全国主要地区千余家医院，成为代谢病患者常态化的代谢病管理平台，帮助更多的患者早发现、早诊断、早治疗，督促患者勤监测、规律用药，良好控制血糖，预防和延缓并发症的发生和发展。

（上海交通大学医学院附属瑞金医院　贾慧英）

第三节 高脂血症和血管疾病

一、高脂血症对血管疾病的影响

心血管疾病是威胁人类健康最主要的疾病。动脉粥样硬化性心血管疾病(atherosclerotic cardiovascular disease，ASCVD)如缺血性心脏病和缺血性脑卒中是我国城乡居民第一位死亡原因，占死因构成的 40%以上[37]。

动脉粥样硬化具体为：一种被称为"斑块"的脂肪性质的凸起在动脉中生成(图 3-2)，导致动脉狭窄和血液流动减少，引起动脉供血的脏器如心脏、大脑、肾脏等缺血，从而导致器官功能异常及相关症状。由于最初发现的动脉粥样硬化斑块为黄色类似粥样的物质，因此命名为动脉粥样硬化。

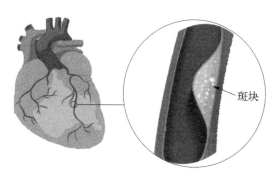

斑块

图 3-2 动脉粥样硬化示意

与此类血管疾病密切相关的血脂成分主要包括胆固醇和甘油三酯。主要影响血液中总胆固醇的因素：① 年龄：胆固醇水平随增龄而升高，但一般到 70 岁后不再增加；② 性别：中青年女性低于男性,绝经后增速加快;③ 饮食习惯:长期大量高胆固醇、高饱和脂肪酸食物摄入;④ 遗传因素:与脂蛋白代谢相关酶或受体基因的遗传变异。甘油三酯除受遗传因素影响外,与种族和生活习惯密切相关。甘油三酯在个体内变异较大,同一个体的甘油三酯水平受饮食和样本采集时间等因素影响,故同一个体在多次测定中,甘油三酯数值可能有较大的差异。

血液中胆固醇和甘油三酯主要存在于脂蛋白中,包括乳糜微粒、极低密度脂蛋白、中间密度脂蛋白、低密度脂蛋白、高密度脂蛋白和脂蛋白[Lp(a)]。高密度脂蛋白可运载周围组织中的胆固醇,促进胆固醇代谢,再转化为胆汁酸或直接通过胆汁从肠道排出,其含量与动脉管腔狭窄程度呈显著的负相关。所以高密度脂蛋白是一种抗动脉粥样硬化的血浆脂蛋白,是冠心病的保护因子,被称为"血管清道夫"。

有研究证实,低密度脂蛋白胆固醇是动脉粥样硬化性心血管疾病最主要的致病性危险因素[38]。根据颗粒大小和密度不同,可将低密度脂蛋白分为不同的亚组,其中小而密的低密度脂蛋白可能具有更强的致动脉粥样硬化的作用[39]。新近研究还提示,其他含有载脂蛋白B(apolipoprotein B, ApoB)的脂蛋白,包括富含甘油三酯的脂蛋白及其残粒,以及脂蛋白(a)均参与动脉粥样硬化性心血管疾病的病理生理过程[38]。

高胆固醇血症易导致动脉粥样硬化发生。高胆固醇血症增加了许多生物分子的形成,这些生物分子能够促进动脉粥样硬化发生,包括活性氧、促炎(性)细胞因子等。这些生物分子使低密度脂蛋白胆固醇发生氧化,变成氧化的低密度脂蛋白,而氧化的低密度脂蛋白是动脉粥样硬化的发展的始作俑者。在这些致病因素的基础上,氧化的低密度脂蛋白胆固醇进入血管内皮细胞间隙,内皮细胞是血管内壁的细胞屏障,低密度脂蛋白胆固醇进入细胞间隙后,血细胞中的免疫细胞(单核细胞、粒细胞、淋巴细胞等)也迁入血管内壁的内膜层。氧化的低密度脂蛋白胆固醇被巨噬细胞所摄取形成泡沫细胞,这是动脉粥样硬化的早期表现,血管内壁形成脂质条纹,然后动脉壁中膜中的平滑肌细胞迁入内膜,吞噬脂质形成肌源性泡沫细胞,增生迁移形成纤维帽,随着泡沫细胞坏死崩解,形成糜粥样坏死物导致粥样斑块形成。以上就是脂质浸润学说,是动脉粥样硬化的常见机制。

1980—2000 年,美国冠心病死亡率下降 40％以上,其中控制危险因素贡献最大的为总胆固醇水平的降低,其权重达到了 24％[40]。然而资料显示,我国居民总胆固醇、低密度脂蛋白胆固醇和甘油三酯水平在 2012 年比 10 年前有明显升高[41],2018 年调查结果显示,18 岁以上人群血脂异常总患病率为 35.6％,相较于 2015 年全国调查的血脂异常患病率有所上升。其中以高胆固醇血症患病率增加最为明显。与 2015 年的数据相比,2018 年高胆固醇血症病率增加近 1 倍(从 4.9％增至 8.2％)。高低密度脂蛋白胆固醇血症患病率也持续上升,异常患病率明显升高,2018 年全国调查结果显示,中国成人高低密度脂蛋白胆固醇血症的比例为 8.0％,而 2010 年和 2015 年分别为 5.6％ 和 7.2％。2012 年统计结果表明,我国儿童和青少年的高胆固醇血症患病率也明显升高,较 10 年前升高约 1.5 倍。

二、管理高脂血症是预防血管疾病的重要环节

虽然我国面临动脉粥样硬化心血管疾病负担呈现持续上升的趋势,血脂管理刻不容缓,但是人们对血脂异常的知晓、治疗和控制尚处于较低水平。日常生活中,如何尽早发现血脂增高并进行合理有效的干预是预防动脉粥样硬化心血管疾病的重要任务。

1. 血脂异常期筛查

尽早发现血脂水平异常是评估心血管风险和干预治疗的重要基础。血脂异常的检出主要依靠常规医疗检测和健康体检,《2023中国血脂管理指南》[42]脂筛查的频率和检测指标建议如下:

(1)年龄小于40岁的成年人每2～5年进行1次血脂检测(包括总胆固醇、低密度脂蛋白胆固醇、高密度脂蛋白胆固醇和甘油三酯),40岁及以上的成年人每年至少应进行1次血脂检测;

(2)心血管疾病高危人群根据个体化防治的需求进行血脂检测;

(3)在上述人群接受的血脂检测中,应至少包括1次脂蛋白(a)的检测;

(4)血脂检测应列入小学、初中和高中体检的常规项目;

(5)有高胆固醇血症家族史患者的一级和二级亲属均应进行血脂筛查。

2. 动脉粥样硬化性心血管疾病危险分层评估

不同的人群应怎样控制血脂,控制到什么水平,这些需要进行心血管疾病的危险分层,这是进一步治疗的关键。不同的人群心血管疾病风险不尽相同。心血管疾病的危险分层等级包括超高危、极高危、高危、中危和低危。风险等级越高,对血脂控制的要求就越高,只有严格控制危险因素才能稳定斑块,减少心肌梗死、脑梗死等严重急性事件发生。如果已经诊断为动脉粥样硬化性心血管疾病的患者已经发生过两次及以上急性心肌梗死或脑梗死,或者发生过1次心肌梗死或脑梗死,且合并高血压、糖尿病、严重肾病等疾病中的两种及以上,就可以被列为超高危人群,其他的动脉粥样硬化性心血管疾病患者列为极高危人群。如果尚未罹患动脉粥样硬化性心血管疾病的患者,血脂检测低密度脂蛋白胆固醇高于4.9 mmol/L或总胆固醇高于7.2 mmol/L,或是40岁以上的糖尿病患者,或患有慢性肾脏疾病 3～4 期者,都属于高危人群。具体的危险分层,在就医时会由医生根据患者的具体情况进行评估,然后制订相应的治疗方案。

3. 血脂干预靶目标和理想范围

动脉粥样硬化性心血管疾病干预的首要目标是低密度脂蛋白胆固醇。非高密度脂蛋白胆固醇适合作为甘油三酯轻中度升高、糖尿病、代谢综合征、肥胖和极低低密度脂蛋白胆固醇等特殊人群的降脂目标。甘油三酯也是动脉粥样硬化性心血管疾病的危险因素,低密度脂蛋白胆固醇达标后甘油三酯仍高的患者,为进一步降低动脉粥样硬化性心血管疾病风险,应同时降甘油三酯治疗。此外,严重高甘油三酯血症的患者,降低甘油三酯可减少胰腺炎发生的风险。

不同的动脉粥样硬化性心血管疾病危险分层,有不同的低密度脂蛋白胆固醇目标。基线风险越高,低密度脂蛋白胆固醇目标值则应越低。不管基础的血脂水平如何,低密度脂蛋白胆固醇降幅越大、持续时间越长,动脉粥样硬化性心血管疾病风险就下降越多。

《中国血脂管理指南(2023 年)》[42] 推荐,对没有罹患动脉粥样硬化性心血管疾病,且没有高血压、糖尿病及慢性肾病等危险因素的患者,低密度脂蛋白胆固醇只需控制到 3.4 mmol/L 以下;对于已经有动脉粥样硬化性心血管疾病,或者合并多种危险因素的患者,低密度脂蛋白胆固醇降至 2.6 mmol/L 比较理想;如果已经发生过心肌梗死或者脑梗死的患者,低密度脂蛋白胆固醇如果降至 1.8 mmol/L 以下,可进一步显著降低动脉粥样硬化性心血管疾病风险。对于已经发生过两次心肌梗死或脑梗死的患者,低密度脂蛋白胆固醇推荐降至 1.4 mmol/L 以下,或者比基线水平再下降 50％以上。即使低密度脂蛋白胆固醇低于 1 mmol/L,低密度脂蛋白胆固醇水平降低仍能减少心脑血管事件的发生。

4. 血脂干预措施和方案

健康的生活方式是降脂治疗的首要环节,包括合理膳食、适度增加运动锻炼、控制体重、戒烟和限酒等,动脉粥样硬化性心血管疾病预防中的膳食推荐,主要是要限制饱和脂肪酸及反式脂肪的摄入,油脂摄入总量控制在每日 20～25 g,并以不饱和脂肪酸(植物油)替代饱和脂肪酸(动物油、棕榈油等),避免摄入反式脂肪(氢化植物油等),动脉粥样硬化性心血管疾病中危以上人群或合并高胆固醇血症患者还应该考虑减少食物胆固醇摄入,并增加水果、蔬菜、全谷薯类、膳食纤维及鱼类的摄入。

当生活方式干预不能达到预期目标时,应考虑加用降脂药物。临床最常用的降胆固醇/低密度脂蛋白胆固醇药物包括他汀类药物、胆固醇吸收抑制剂、前蛋白转化酶枯草溶菌素 9(PCSK9)抑制剂。他汀类药物国内临床上有阿托伐他汀、瑞舒伐他汀、辛伐他汀、普伐他汀、氟伐他汀、匹伐他汀和洛伐他汀等,不同种类与剂量的他汀类药物降胆固醇的幅度有一定差别。他汀能够在抑制胆固醇合成的同时上调肝细胞表面低密度脂蛋白受体,加速血清低密度脂蛋白分解代谢。因此,他汀类药物能显著降低血清总胆固醇、低密度脂蛋白胆固醇水平,同时也能轻度降低血清甘油三酯水平和升高高密度脂蛋白水平。适用于高胆固醇血症、混合型高脂血症和动脉粥样硬化性心血管疾病的防治。他汀类药物尚可使甘油三酯水平降低 7%～30%,高密度脂蛋白胆固醇水平升高 5%～15%。他汀类药物是降胆固醇治疗的首选,如果用他汀类药物治疗仍不能达到理想值,这时用任何一种他汀类药物,即使剂量增加一倍,低密度脂蛋白胆固醇进一步降低的幅度也仅有 6%,即所谓"他汀类药物疗效 6% 效应",而肝损、肌病等潜在的不良反应发生率则会增加。中国人群对大剂量他汀类药物的耐受性较欧美人群差，故初始使用此类药时，以常规剂量或中等强度更合适。

三、血脂管理中常用的药物类型

1. 胆固醇吸收抑制剂药物

临床上常用胆固醇吸收抑制剂包括依折麦布和海博麦布，在肠道抑制胆固醇的吸收，而不影响脂溶性营养素的吸收。研究证实，依折麦布与他汀类药物联合时，相较于安慰剂，低密度脂蛋白胆固醇水平可进一步降低 15％～23％。依折麦布的推荐使用剂量为每天 10 mg，可晨服或晚上服用，该药的安全性和耐受性良好，引起严重肝肾功能不全的发生率较罕见。

2. 前蛋白转化酶枯草溶菌素 9 抑制剂药物

肝脏是体内清除低密度脂蛋白胆固醇的主要场所，肝细胞表面有一种叫作"受体"的结构，这个结构能够跟血液中的低密度脂蛋白胆固醇结合，然后一起运送到肝细胞里，把低密度脂蛋白胆固醇降解清除。前蛋白转化酶枯草溶菌素 9（PCSK9）是由肝脏合成的一种物质，这种物质可以与肝细胞表面的低密度脂蛋白受体结合，结合后会使低密度脂蛋白受体破坏，从而有用的受体数量减少，身体对低密度脂蛋白胆固醇清除能力变弱，血液里的低密度脂蛋白胆固醇不能及时清除，低密度脂蛋白胆固醇水平就增高。PCSK9 抑制剂能够抑制肝脏合成的"破坏分子"PCSK9，减少细胞表面低密度脂蛋白受体破坏，促进对低密度脂蛋白胆固醇清除，从而发挥降血脂的作用。

目前临床上常用的 PCSK9 抑制剂有依洛尤单抗和阿利西尤单抗，这类药物降脂作用是目前药物中最强的。在使用他汀类药物的基础上联合应用依洛尤单抗，可进一步降低低密度脂蛋白胆固醇达一半以上，同时还有降低甘油三酯和升高高密度脂蛋白的作用，对有破坏血管作用的脂蛋白（a）也能降低三分之一左右。

　　除了很强的降脂功能，PCSK9抑制剂还具有潜在的抗血小板效应，并且在改善动脉粥样硬化方面发挥显著的作用，这类药物能显著增加斑块纤维帽厚度，让不稳定斑块变得稳定、减少斑块破裂，从而减少不稳定型心绞痛、急性心肌梗死等严重心血管事件发生。很大一部分患者使用PCSK9抑制剂还能实现冠脉斑块逆转。依洛尤单抗140 mg或阿利西尤单抗75 mg的使用方法是每两周皮下注射1次，临床应用具有安全性和耐受性，少见严重不良事件、肌肉相关事件、新发糖尿病、出血性脑卒中和神经认知事件等不良反应发生。

　　另一种PCSK9抑制剂，即小干扰RNA，也叫英司克兰，已在中国上市。英司克兰低密度脂蛋白胆固醇的降幅与PCSK9单抗相当而作用更持久，第一、二次注射时间分别在1个月和3个月时，以后每半年注射一次，属超长效PCSK9抑制剂，且安全性和耐受性良好。

　　常规他汀剂量治疗后仍不能达标的患者，与使用高强度他汀类药物比较，中等强度他汀类药物联合胆固醇吸收抑制剂有更高的达标率和耐受性，且有降低动脉粥样硬化性心血管疾病事件趋势。预计使用他汀类药物联合胆固醇吸收抑制剂仍不能达标时，可考虑直接采用他汀类药物联合PCSK9抑制剂，以保证低密度脂蛋白胆固醇早期快速达标。尽早使用PCSK9单抗，可更早、更显著地降低动脉粥样硬化性心血管疾病风险，且长时间使用（≥7年）具有良好的安全性。

　　3. 其他类型药物

　　对于低密度脂蛋白胆固醇达标但仍有高甘油三酯的患者，需要进一步控制甘油三酯水平以进一步减少心血管疾病风险。主要降甘油三酯血症药物包括贝特类药物、高纯度ω-3脂肪酸、烟酸类药物。贝特类药物除可降低甘油三酯外，还有升高高密度脂蛋白的作用,常见的不良反应与他汀类药物相似,包括肝脏、肌肉和肾毒性等,但发生率较低。

ω-3 脂肪酸通过减少甘油三酯合成与分泌,并增强甘油三酯从极低密度脂蛋白颗粒中清除以降低血清甘油三酯浓度。ω-3 脂肪酸羧酸制剂(含 DHA 和 EPA),ω-3 脂肪酸乙酯化制剂(含 DHA 和 EPA 及只含 EPA 的 IPE),均被批准用于严重的高甘油三酯血症($\geqslant 5.6$ mmol/L)成人患者。对于降胆固醇药物治疗低密度脂蛋白胆固醇达标但甘油三酯轻中度升高的动脉粥样硬化性心血管疾病患者或合并 1 项以上危险因素的糖尿病患者,联合高纯度 IPE 4 g/d 可进一步显著降低重大不良心血管事件的相对风险达 25%,且总体上不增加各自的不良反应,可用于降低动脉粥样硬化性心血管疾病风险的适应证。然而,应用 IPE 4 g/d 存在一定程度出血和新发心房颤动的风险,也会增加糖尿病和肥胖患者的热卡摄入,选择该方案时应予以个体化权衡考虑。

烟酸类药物抑制脂肪组织中激素敏感酶活性、减少游离脂肪酸进入肝脏,具有降低总胆固醇、低密度脂蛋白胆固醇和甘油三酯以及升高高密度脂蛋白的作用。常见的不良反应有颜面潮红、皮肤瘙痒、肝损、高尿酸血症和消化道不适等。

四、伴随其他慢性疾病患者的血脂控制

在动脉粥样硬化性心血管疾病防治中,有一些特定的人群,如合并高血压、糖尿病人群以及老年人,他们的血脂代谢状态及对药物治疗反应具有一定的特殊性,需要采取更为个体化的血脂管理策略。高血压患者动脉内皮细胞功能障碍及内膜增厚均可加速动脉粥样硬化发生和发展,是动脉粥样硬化的重要危险因素,也是动脉粥样硬化性心血管疾病风险评估中重要的参考指标。研究证实,合并高血压的动脉粥样硬化性心血管疾病一级和二级预防患

者,均能从强化降脂中显著获益。

糖尿病是动脉粥样硬化性心血管疾病的独立危险因素,被称为动脉粥样硬化性心血管疾病等的危症。40 岁以上的糖尿病患者均为高危因素,1 型糖尿病病程在 20 年以上也可作为高危因素。糖尿病患者的血脂异常特点为甘油三酯升高,高密度脂蛋白降低,低密度脂蛋白胆固醇正常或轻度升高,且低密度脂蛋白颗粒具有小而密的特点,有更强的致动脉粥样硬化作用。糖尿病合并高甘油三酯,以低密度脂蛋白胆固醇作为降脂目标可能低估患者动脉粥样硬化性心血管疾病风险,而非高密度脂蛋白胆固醇能更好地反映患者致动脉粥样硬化脂蛋白的特征。所以,推荐对糖尿病患者采用低密度脂蛋白胆固醇和非高密度脂蛋白胆固醇同时作为降脂目标。

老年人,特别是 75 岁以上老年人常患有各个系统的多种慢性疾病,需服用多种药物,他们的肝肾功能大多令有不同程度的减退,要注意药物不良反应对老年人肝肾功能的影响,以及药物间的相互作用。老年人使用降脂药物时,需事先评估基础身体功能,药物剂量选择需要个体化,起始剂量不宜太大,根据治疗效果再调整降脂药物剂量,并监测肝肾功能和肌损情况,以实现维持身体健康、延长寿命的目标。

(上海交通大学医学院附属瑞金医院　钱游)

参考文献

[1] 常桂丽,初少莉. 高血压血管病变及其心血管预后[J]. 内科理论与实践,2009,4(6):492-493.

[2] 顾莹珍,刘晋星,党爱民. 动脉僵硬度评估在心血管代谢性疾病中的临床应用进展[J].中国医刊,2024,59(3):248-252.

[3] 蔡子纯,李纪明. 动脉僵硬度增加的发生机制及评估方法的研究进展[J].中国医药导报,2022,19(30):50-53,57.

［4］VAN BORTEL L M, DE BACKER T, SEGERS P. Standardization of arterial stiffness measurements make them ready for use in clinical practice［J］. Am J Hypertens，2016，29(11)：1234－1236.

［5］BEN SHLOMO Y, SPEARS M, BOUSTRED C, et al. Aortic pulse wave velocity improves cardiovascular event prediction：an individual participant meta-analysis of prospective observational data from 17,635 subjects［J］. J Am Coll Cardiol，2014，63(7)：636－646.

［6］VALENCIA-HERNÁNDEZ C A, LINDBOHM J V, SHIPLEY M J, et al. Aortic pulse wave velocity as adjunct risk marker for assessing cardiovascular disease risk：prospective study［J］. Hypertension，2022，79(4)：836－843.

［7］左君丽,葛茜,初少莉,等. 3 种无创性动脉功能测量在健康人中的重复性［J］.中华高血压杂志,2009,17(2)：133－136.

［8］CHUNG S L, YANG C C, CHEN C C, et al. Coronary artery calcium score compared with cardio-ankle vascular index in the prediction of cardiovascular events in asymptomatic patients with type 2 diabetes［J］. J Atheroscler Thromb，2015，22(12)：1255－1265.

［9］LI Y, WANG J G, DOLAN E, et al. Ambulatory arterial stiffness index derived from 24－hour ambulatory blood pressure monitoring［J］. Hypertension，2006，47(3)：359－364.

［10］《中国高血压防治指南》修订委员会. 中国高血压防治指南 2018 年修订版［J］. 心脑血管病防治,2019,19(1)：1－44.

［11］NCD RISK FACTOR COLLABORATION（NCD－RisC）. Worldwide trends in hypertension prevalence and progress in treatment and control from 1990 to 2019：a pooled analysis of 1201 population-representative studies with 104 million participants［J］. Lancet，2021，398(10304)：957－980.

［12］SCHUTTE A E, JAFAR T H, POULTER N R, etc. Addressing global disparities in blood pressure control：perspectives of the International Society of Hypertension［J］. Cardiovasc Res，2023，119(2)：381－409.

［13］中国高血压联盟《动态血压监测指南》委员会. 2020 中国动态血压监测

指南[J].中国循环杂志,2021,36(4):313-328.

[14] 中国医药教育协会心血管内科专业委员会,中国医师协会高血压专业委员会,中华医学会心血管病学分会高血压学组.中国继发性高血压临床筛查多学科专家共识(2023)[J].心脑血管病防治,2023,23(1):1-24.

[15] 中华医学会老年医学分会,中国医疗保健国际交流促进会高血压病分会.老年高血压特点及临床诊治流程专家共识(2024)[J].中华老年医学杂志,2024,43(03):257-268.

[16] 中国高血压联盟《家庭血压监测指南》委员会.2019中国家庭血压监测指南[J].中国循环杂志,2019,34(7):635-639.

[17] 中国高血压联盟《夜间高血压管理中国专家共识》委员会.夜间高血压管理中国专家共识[J].中华高血压杂志,2023,31(7):610-618.

[18] YANG L,LI L,LEWINGTON S,et al. Outdoor temperature, blood pressure, and cardiovascular disease mortality among 23 000 individuals with diagnosed cardiovascular diseases from China[J]. Eur Heart J, 2015,36(19):1178-1185.

[19] STERGIOU G S, PALATINI P, MODESTI P A, et al. Seasonal variation in blood pressure: evidence, consensus and recommendations for clinical practice. Consensus statement by the European Society of Hypertension Working Group on Blood Pressure Monitoring and Cardiovascular Variability[J]. J Hypertens, 2020, 38(7):1235-1243.

[20] 郭艺芳.高血压患者血压季节性变化临床管理中国专家共识[J].中华高血压杂志,2022,30(09):813-817.

[21] KOLLIAS A, KYRIAKOULIS K G, STAMBOLLIU E, et al. Seasonal blood pressure variation assessed by different measurement methods: systematic review and meta-analysis[J]. J Hypertens, 2020, 38(5):791-798.

[22] MARTI-SOLER H, GUBELMANN C, AESCHBACHER S, et al. Seasonality of cardiovascular risk factors: an analysis including over 230 000 participants in 15 countries[J]. Heart, 2014, 100(19):1517-1523.

[23] 中华人民共和国国家卫生健康委员会.成人高血压食养指南(2023年版)[J].全科医学临床与教育,2023,21(6):484-485,507.

［24］ JENNINGS A，BERENDSEN A M，DE GROOT L，et al. Mediterranean-style diet improves systolic blood pressure and arterial stiffness in older adults［J］. Hypertension，2019，73(3)：578－586.

［25］ HASEGAWA N，FUJIE S，HORII N，et al. Effects of different exercise modes on arterial stiffness and nitric oxide synthesis［J］. Med Sci Sports Exerc，2018，50(6)：1177－1185.

［26］中国高血压联盟《高血压患者高质量血压管理中国专家建议》委员会，陈歆，王继光. 高血压患者高质量血压管理中国专家建议［J］.中华高血压杂志,2024,32(2)：104－111.

［27］国家心血管病中心国家基本公共卫生服务项目基层高血压管理办公室,国家基层高血压管理专家委员会. 国家基层高血压防治管理指南2020版［J］.中国循环杂志,2021,36(3)：209－220.

［28］高血压患者药物治疗管理路径编写委员会. 高血压患者药物治疗管理路径专家共识［J］. 临床药物治疗杂志,2022,20(1)：1－24.

［29］中华医学会心血管病学分会,中国医师协会心血管内科医师分会,中国医师协会心力衰竭专业委员会,等. 中国心力衰竭诊断和治疗指南2024［J］.中华心血管病杂志,2024,52(3)：235－275.

［30］COLE J B，FLOREZ J C. Genetics of diabetes mellitus and diabetes complications［J］. Nat Rev Nephrol，2020，16：377－390.

［31］SUN H，SAEEDI P，KARURANGA S，et al. IDF diabetes atlas：Global，regional and country-level diabetes prevalence estimates for 2021 and projections for 2045［J］. Diabetes Res Clin Pract，2022，183：109119.

［32］吴静，郭立新.中国糖尿病地图［M］.北京：人民卫生出版社,2022：23－28.

［33］BRAGG F，HOLMES M V，IONA A，et al. Association between diabetes and cause-specific mortality in rural and urban areas of China［J］. JAMA，2017，317(3)：280－289.

［34］JINCHI X，MAOQING W，ZHIPING L，et al. Global burden of type 2 diabetes in adolescents and young adults，1990－2019：systematic analysis of the Global Burden of Disease Study 2019. BMJ，2022，7：379：eo72385.

［35］刘婕妤,郝敏.综合管理对糖尿病合并心肌梗死患者预后的影响［J］.中国实验诊断学,2023,27：930－933.

［36］王丽华,王玉生.糖尿病肾病与其他肾病终末期行血液透析诱发无痛性心肌梗死的护理比较［J］.实用临床护理学电子杂志,2017,2(7)：13－15.

［37］国家心血管病中心.中国心血管健康与疾病报告 2021［M］.北京：科学出版社,2022.

［38］ZHAO D，LIU J，WANG M，et al. Epidemiology of cardiovascular disease in China：current features and implications［J］. Nat Rev Cardiol，2019，16(4)：203－212.

［39］BOREN J，CHAPMAN M J，KRAUSS R M，et al. Low-density lipoproteins cause atherosclerotic cardiovascular disease：pathophysiological，genetic, and therapeutic insights：a consensus statement from the European Atherosclerosis Society Consensus Panel［J］. Eur Heart J，2020，41(24)：2313－2330.

［40］FORD E S，AJANI U A，CROFT J B，et al. Explaining the decrease in U.S. deaths from coronary disease，1980－2000［J］. N Engl J Med，2007，356(23)：2388－2398.

［41］国家卫生健康委员会疾病预防控制局.中国居民营养与慢性病状况报告 2015［M］.北京：人民卫生出版社,2015.

［42］中国血脂管理指南修订联合专家委员会.中国血脂管理指南(2023 年)［J］.中国循环杂志,2023,38(3)：237－271.

第四章

你所不知道的血管老化

血管也会随着年龄增长而老化。本章节中,我们将探讨:血管老化是疾病吗? 什么是血管老化? 如何让硬化的血管软下来?

第一节　血管老化与血管硬化

一、血管老化与血管硬化

1. 血管老化

17 世纪著名的医生托马斯·西德纳姆(Thomas Sydenham)被称为"英国希波克拉底",他观察到,一个人的年龄和他的动脉一样衰老。现代医学一致认为:心脑血管疾病是发达国家老年人患严重疾病、长期残疾和死亡的主要原因。血管老化对老年人的发病率和死亡率起着重要的作用。血管老化并不是医学专有名词,而是一个比较通俗的说法。人们总是习惯性地认为,只有人老了血管才会发生老化,殊不知,在快节奏、高压的现代生活中,许多30 岁的年轻人,血管年龄可能已经迈入 60 岁的高龄。血管老化即血管衰老(vascular aging),又可称为血管退行性变化,指的是血管随着年龄增长,在其他因素共同作用下发生功能和结构老化、退化的生理病理过程。衰老的血管在形态学上表现为胶原纤维沉积增加、弹性纤维增加且无序、平滑肌细胞排列紊乱和内膜增厚;在功能上表现为僵硬度增加、对血管舒张因子的敏感性降低、对血管收缩因子的敏感性增加和血管新生能力降低。血管衰老会增加高血压和动脉粥样硬化的易感性。

生物衰老是遗传、实际年龄和外部因素相互作用的结果。它是血管衰老新概念的基础,其进展由生物学和实际年龄之间差异决定的。血管衰老是多器官功能减退的共同病理基础,也是机体衰老的前驱阶段。与年龄相关的大血管和微血管疾病的主要细胞和分子学发病机制包括氧化应激、线粒体功能障碍、对分子应激物的抗性受损、慢性轻度炎症反应、基因组不稳定性、细胞衰老、表观遗传改变、蛋白质稳态丧失、营养代谢失衡和干细胞功能障碍。

血管老化一般比较难觉察,但身体发出的相关信号还是有踪可循。静脉血管老化和动脉血管老化的信号和症状也有所不同。静脉血管老化主要体现在血管通透性改变以及血管弹性改变。例如:静脉输液容易外渗;静脉壁软弱、静脉瓣膜缺陷、浅静脉内压升高以及静脉瓣功能不全,使血管不能完全恢复到正常状态,表现为静脉迂曲扩张,也就是下肢静脉曲张;由于血管弹性改变后,静脉压力增高,血液回流受阻,导致血液中水分渗透至组织中,导致下肢肿胀;由于静脉功能不全伴血液回流障碍、微循环功能障碍以及真皮层破坏,导致下肢静脉溃疡。动脉血管老化主要表现为动脉血管硬化,这是随着年龄增长以及疾病引起动脉内膜增厚、动脉斑块形成,使动脉弹性减低,动脉出现硬化的症状。身体常会出现的信号有:头脑不舒服,经常觉得头发沉、发闷(头部有紧箍和压迫感),头晕、头痛,常伴有耳鸣,视物不清,记忆力下降,肢体麻木,气短、喘气。如果有心脏血管硬化、狭窄，当活动、劳累时，因血流不畅，致血供不足而使心肌细胞无法获得充足的血液和氧气，出现胸闷、胸痛等症状。如果症状发作频繁，说明血管老化程度较为严重，会严重影响患者的生活。

影响血管老化的五大外部因素被称为"五毒"，危险程度排在第一位的因素是吸烟，后面依次为糖尿病、高血压、高血脂、高尿酸。"五毒"中有一毒，血管老化快。"五毒"俱全，就有可能导致"30 岁的年龄、60 岁的血管"这样的结果。

2. 血管硬化

人在刚出生时，血管就像新房子里的新水管一样，非常平滑，管壁厚度适中，有弹性且柔韧，血流也很通畅。然而，就像水管生锈一样，血管用久了也难免会有沉积物黏附管壁，导致管壁硬度增加，血管顺应性及弹性也会降低，这就是血管硬化。血管硬化（vascular sclerosis）是一个广义的术语，是指血管壁变厚、变硬，弹性减弱的病理过程，可以发生在动脉、静脉和微血管中，动脉硬化占主要部分。动脉硬化，俗称"硬血管"，是引起动脉壁增厚并失去弹性的几种疾病的统称，主要有内膜脂质积聚、纤维组织增生、脂肪和钙质沉着引发，早期无明显症状，以大中动脉（如冠状动脉、颈动脉、脑动脉、肾动脉等）较易受到病变影响。

动脉硬化可分为动脉粥样硬化、小动脉硬化和中层钙化性硬化。动脉粥样硬化的特征是存在能够侵犯中、大动脉管腔的斑块（粥样斑块）。斑块包含脂质、炎症细胞、平滑肌细胞和结缔组织。当斑块生长或破裂使血流减少或阻塞时便出现症状，症状随受累动脉不同而不同。小动脉硬化累及糖尿病或高血压患者的末梢动脉。玻璃样变的小动脉硬化累及糖尿病患者的小型动脉和小动脉，通常小动脉壁出现玻璃样增厚、变性，管腔狭窄，引起弥散性缺血，特别是肾脏。增生性小动脉硬化更常发生于高血压患者，通常出现管壁层状向心性增厚和管腔狭窄,有时伴有纤维素样沉积物和血管壁坏死(坏死性动脉炎);中层钙化性硬化累及年龄高于50岁的患者,伴随动脉壁内的局部钙化甚至骨质形成,出现与年龄相关的动脉壁中层变性。

动脉硬化又是由什么原因引起的呢？高胆固醇是动脉硬化的主要风险因素之一。低密度脂蛋白胆固醇被称为"坏"胆固醇,当其水平过高时,容易在动脉内形成胆固醇斑块,促使动脉硬化发展。长期高血压可导致动脉壁损伤,使动脉中胆固醇、炎症细胞和钙等物质更容易沉积,从而形成斑块。糖尿病患者更容易发展成动脉硬化。高血糖水平损害血管内壁,增加胆固醇斑块形成的风险。随着年龄增长,动脉硬化的风险也增加。男性在较早的年龄就有较高的风险,而女性在更年期后动脉硬化的风险逐渐升高。

二、血管老化就是血管硬化吗？

血管老化是一个普遍的生理过程,随着年龄增长而逐渐发生,是一个渐进的生理过程,主要表现为血管弹性降低和功能退化,伴随炎症和氧化应激增加。而血管硬化则更多的是指一种病理状态,通常由高血压、高胆固醇、高血糖等多种危险因素引起,主要表现为血管壁纤维化、脂质斑块形成和钙化,显著影响血流和血压调节,并且是许多严重心血管疾病的基础。

血管老化与硬化两者之间有一定的关联。无论是血管老化还是血管硬化,血管的弹性都会下降,僵硬度增加,影响血流输送,导致器官和组织的血氧供应不足。血管老化可能导致或加速血管硬化的进程,而血管硬化又会进一步加剧血管老化,两者相互作用,共同影响心血管健康。理解血管老化和血管硬化的相同点与不同点,有助我们更好地预防和管理心血管健康问题。尽管血管老化是不可避免的自然过程,但通过健康的生活方式可以减缓其进展。而血管硬化作为一种病理状态,需要采取积极的预防和治疗措施,以减少严重的心血管疾病发生的风险。保持健康的生活方式,不仅有助于延缓血管老化,还能有效预防血管硬化,促进整体心血管健康。

(上海交通大学医学院附属瑞金医院 李金融,孟玫)

第二节 血管老化:不仅仅是因为年龄的增长

随着年龄增长,血管会经历一系列的变化和退化,即血管老化。血管老化不仅影响血管本身健康,还会影响全身各个器官的功能,进而影响生活质量和寿命。本节将详细介绍血管老化主要特征以及其带来的生理变化。

血管老化过程涉及血管壁的厚度和硬度增加、血管弹性减少以及血管内皮功能受损等多种生理变化。

1. 血管功能下降

随着年龄增长,血管的应变能力逐渐下降。血管需要能够在不同的压力下扩张和收缩,以维持血流稳定和适应不同的生理需求。老化导致血管弹性减少,使得血管对血流压力的适应性变差,将直接影响血液流动的效率和效果。

2. 血管壁结构改变

血管壁由内膜、中膜和外膜三层结构组成。在血管老化过程中,中膜的平滑肌细胞数量减少,胶原蛋白和弹性纤维的质量也会下降,导致血管壁变厚、硬化。这种改变增加了心血管疾病的风险,如高血压和动脉硬化。

3. 血管内皮功能受损

血管内皮是血管内层的一层薄薄的细胞，它在调节血管舒张和收缩、维持血液流态平衡及防止血栓形成等方面起着至关重要的作用。随着血管老化，内皮细胞功能会逐渐受损，导致内皮依赖性舒张功能减退，这是导致高血压等心血管疾病的重要因素之一。

4. 血管炎症与氧化应激增加

在血管老化过程中，炎症反应和氧化应激增加是常见的现象。这些反应可以导致血管内皮细胞进一步损伤，并促使动脉粥样硬化斑块形成。氧化应激是因自由基产生超过了体内抗氧化系统的清除能力，而导致细胞结构和功能损害。

5. 血管血流调节受损

血管的血流调节功能受损是老化的另一个重要表现。这包括对血压变化的反应迟钝，以及对血流需求变化的适应性下降。这种调节功能下降不仅影响血液供应的效率，还可能导致大脑和心脏等关键器官在需要时无法获得足够的血液供应，从而增加了缺血性事件的风险。

综上，血管老化是一个多因素、多过程的复杂生物现象，它与多种老年病密切相关。虽然完全避免血管老化是不可能的，但通过科学的生活方式、适当的医学干预和有效的心理压力管理，可以显著地减缓其进程，以提高生活质量，延长健康寿命。

（上海交通大学医学院附属瑞金医院　刘欢，邓云新）

第三节　血管老化的检测与检验

从机制上，血管衰老涉及从分子、细胞到组织水平的错综复杂的网络调控，目前我们对于血管老化的认知尚处于较为粗浅阶段，无论是国内还是国际，尚无统一的标准。衰老的血管在功能上表现为僵硬度增加、对血管舒张因子的敏感性降低、对血管收缩因子的敏感性增加和血管新生能力降低。在临床上，血管老化主要表现为动脉硬化。对老年人而言，年龄是动脉粥样硬化的独立危险因素。随着年龄增加，血管衰老的发生率明显升高，血管衰老增加了动脉粥样硬化的易感性，即使完全排除了因生活方式引起的危险因素，高龄依然是导致动脉粥样硬化发生的最重要因素。血管老化还可以表现为血管钙化、高血压及周围血管疾病，并诱导心脏功能下降。研究表明，血管衰老和血管疾病相互作用，衰老血管为血管疾病发生与发展提供环境，而血管疾病又不断地加速血管衰老的进程。此外，由于血管分布在全身各组织器官，因而血管老化在机体整体衰老过程中占据核心地位。血管衰老会加速其他器官、系统的衰老，因此有研究者认为，血管衰老可能是加速疾病产生的始动环节。例如，阿尔茨海默病、少肌症、慢性肾脏疾患以及脑卒中等疾病都可能与血管老化存在相关性。

目前，血管老化仍缺乏较为有效的预防措施及治疗手段。以往临床上用以评估血管老化的技术存在很大缺陷，日常采用外周血压测量并不能真实有效并量化地反馈患者血管老化的程度及严重性。有研究发现，肢体无创血压在评估血压变化方面不及中心动脉血压准确；此外，外周血压测量的数值受到诸多因素干扰，无法精确反映血管硬化程度。下面我们将从检测与检验两部分简要介绍一下目前临床对血管老化的主要评估手段。

当今，随着血流动力学监测技术的突破革新，新的检测手段、监测产品的迭代，使血管老化可以被有效地量化评估。而技术手段提高，使得某些以往必须通过有创手段（如动脉内血压监测）获取数据，现在能够使用无创的方法获得。检测可行性、简便性以及受众的可接受度均大幅提高。

除记录受检者个体所具备的危险因素外,当前检测技术主要分为有创和无创两大类。有创技术需要留置动脉内监测导管,因创伤性大、价格昂贵、操作技术门槛高,且发生并发症的风险较大,不宜反复多次测量,长期随访困难,故不适宜在广大群众中推广,一般只能在住院患者中进行。近年来,随着技术发展,无创检测手段的数据可靠性、可操作性及可重复性均已日臻完善。下面我们将对血管老化的无创检测方法进行展开论述。

一、脉搏波传导速度

脉搏波传导速度(pulse wave velocity,PWV)是指心脏泵出血液时形成动脉搏动波沿动脉血管壁由近心向远心端传导的速度,通过测量 2 个记录部位的距离与脉搏波传导时间比值而得到。PWV 测量基于动脉硬化时由心脏输出的血液产生的波动(脉搏波)的传导速度加快这一机制,PWV 越大则动脉血管僵硬程度越高。随着年龄上升,大动脉弹性成分减少,动脉管壁增厚,动脉血管进行性扩张,同时僵硬度增高,导致 PWV 增高,相较外周动脉,中央弹性动脉 PWV 增加幅度更为显著。目前,PWV 被认为是评价血管僵硬程度的"金标准",是反映血管老化损伤的一项重要指标。PWV 数值可间接反映多种模式动物和临床患者的血管衰老情况,对冠心病诊断也有较高的预测价值。

瑞金医院于 2017 年引进澳大利亚 AtCor 医疗的无创中心动脉血压检测仪 Sphygmocor(见图 4 - 1 和图 4 - 2),该技术

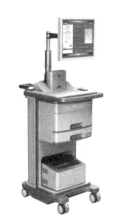

图 4 - 1　无创中心动脉血压检测仪 Sphygmocor

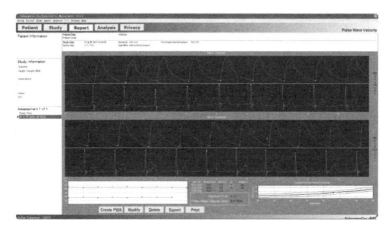

图 4 - 2　颈-股脉搏波传导速度检测结果

已通过美国食品与药物管理局(FDA)等65个国家认证,不仅可以通过无创测量获得中心动脉的血流动力学指标,还能获取受检者血管硬化指标(颈-股脉搏波传导速度)。此后,瑞金医院老年科与澳大利亚血管老化研究方面专家团队进行了深入持久的技术合作,为该无创技术的铺开与临床应用提供了有力的技术支持和数据分析指导。经过瑞金团队的研究发现,基于颈-股脉搏波传导速度,血管老化的表型可分四型,分别为早期血管老化、正常血管老化、健康血管老化和超正常血管老化。其中,早期血管老化组需要较同龄人更早的干预介入,以降低心血管疾病风险。该技术是心血管疾病筛查、风险评估、评价患者治疗随访与患者健康指导的有效工具,还可以分析健康及合并慢病老年人群的血管老化指标,获取中国人群的脉搏波传导速度参考值和正常值。通过探索早期血管老化人群的危险因素与超正常血管老化人群的保护性因素,摸索老年血管疾病的预防及诊疗规范,从而延缓早期血管老化的发生和发展,为提高人民群众的整体健康水平提供有力的依据。这一技术适用于有发生心血管疾病风险的患者或体检人群,但对于难以配合的患者,或者疾病处于重症期、合并妊娠或儿童受检者等并不适用。

目前,在瑞金医院平台,Sphygmocor检测仪已在心血管内科、高血压科、老年病科、神经内科、肾脏内科等诸多科室应用,通过主动脉脉搏波分析与肱动脉血压结合,对患者的血流动力学及血管老化状况进行精确分型,匹配各个专科疾病的特点与要点,达到个体化、精细化的诊疗模式。

二、动脉血流介导的血管舒张功能

动脉血流介导血管舒张功能(flow-mediated dlation,FMD)。内皮细胞作为血管的第一道天然屏障,在血管衰老过程中发挥重要的作用。内皮细胞在衰老过程中,由于一氧化氮(NO)释放减少,导致内皮舒张功能受损,血管舒张能力遭受损害而下降。内皮细胞功能异常可预警潜在的心血管病风险,且与冠心病有明确关系,是该类患者未来心血管事件增加的独立预测指标。

研究表明,相对于其他评价指标,内皮功能检测在反映血管老化方面出现变化更早,也更为敏感,因此具有很高的临床科研价值。动脉血流介导血管舒张功能作为评价血管内皮功能的检查,近几年备受关注。大型医疗机构、科研单位、大学等,都在研究动脉血流介导血管舒张功能的应用价值。其检测原理是用超声观察测量在受到切应力的作用下肱动脉直径暂时的变化。肱动脉舒张功能正常参考≥10%,血管舒张功能值越高表示受检者血管内皮功能越好;肱动脉舒张功能<10%提示血管内皮细胞功能受损,血管舒张功能值越低表示血管内皮功能越差。动脉血流介导血管舒张功能检测对动脉硬化反映也非常直观准确,因其敏感性高,对于早期诊断可提供有利的依据。其在动脉硬化高危人群中进行早期检测,可在未出现明显症状或其他辅助检查无明显诊断依据前发现异常情况,并采取对策,以预防延缓心血管疾病的发生发展。

三、内膜-中层厚度

内膜-中层厚度（intima-media thickness，IMT）采用高频 B 型超声探头测定动脉腔-内膜界面与内膜-中层厚度之间的距离，内膜-中层厚度的增厚是血管发生老化的标志性结构改变。颈动脉内膜中层厚度增加，可能是动脉粥样硬化的早期迹象。研究数据显示，颈总动脉内膜-中层厚度是心脑血管风险的独立预测指标：颈动脉内膜-中层厚度每增加 0.1 mm，患者未来发生心肌梗死的危险性可增加 11％。在健康人群中，内膜-中层厚度随年龄增长呈现逐渐增加的趋势；在有动脉粥样硬化性心血管危险因素的人群中，血管衰老加速，内膜-中层厚度增长的速度也加快。

因此，40 岁以上的人群，尤其是具有一定动脉粥样硬化高危因素者，建议定期检查颈动脉内膜中层厚度，将有助于提前发现心血管疾病的风险，以采取相应的预防控制措施。

接下来，我们简单介绍一些反映血管老化的临床检验。由于血管老化的发生机制离不开机体代谢、氧化应激或炎症反应，因此临床相关血检指标可以用来参考评估血管老化的发生风险，比如血糖、血脂、超氧化物歧化酶、C-反应蛋白、白细胞介素-6 等。但上述指标的特异性较差，无法针对性指示血管老化的发生和程度。研究发现，内皮细胞微颗粒在血液中的水平是心血管疾病患者发生不良事件的独立预测因子，其水平升高反映受检者的内皮细胞受损，可以作为评估血管老化的标志物。此外，外周血单核细胞中 CD34＋KDR＋细胞的占比也可以反映内皮受损程度，间接提示血管老化发生。但由于目前血管老化的检验标志物仍存在敏感性、特异性不高的问题，对临床指导意义不大，故未得到广泛应用，这也是未来科学研究的重点与难点。

（上海交通大学医学院附属瑞金医院　邓云新，孟玫）

第四节　血管老化干预及治疗措施

一、延缓血管老化的生活方式

生活方式调整包括改变长期的生活习惯，通常是饮食习惯或体育活动，并将新养成的行为保持数月或数年。改变生活方式可能对治疗一系列疾病有效，包括肥胖和年龄相关的细胞衰老。

1. 锻炼

积极锻炼身体可以减缓衰老过程，帮助人们生活得更健康、更有活力。一氧化氮的生物利用度降低和氧化应激引发慢性炎症是导致内皮功能障碍和血管疾病的关键机制，从而加速了血管老化。人体受试者在体育锻炼后立即出现抗氧化谷胱甘肽显著增加、促氧化超氧阴离子和急性期反应物 C 反应蛋白水平降低，证实了运动与氧化应激存在联系。在心血管疾病患者中，长期运动通过维持一氧化氮依赖的血管舒张而改善动脉重塑，并减少炎症反应，定期运动在延缓血管疾病和衰老方面十分重要。在有运动习惯的不同年龄人群中发现，内皮细胞中衰老生物标志物 p53、p16 和 p21 水平显著较低。除了对衰老的影响外，即使是相对运动时间较短的有氧运动（12 周）也能改善老年人的身体和精神。一项关注运动对高血压前期或高血压患者有益作用的随机对照研究表明，包括有氧运动训练、抗阻训练和联合训练在内的所有类型的体育运动均可显著降低患者收缩压和舒张压，并改善内皮功能[1]。

2. 限制热量

为了延缓血管老化造成的损害，控制饮食是最好的方法之一，尤其是热量摄取量和营养素组成。限制热量摄取是一个过程，这个过程是指不造成营养不良的情况下限制能量摄入。热量限制可能减轻人体的炎症反应。限制热量摄取量可以降低炎症和氧化应激反应，从而延缓血管老化并增加寿命。

3. 饮食调节

健康的膳食模式不仅可以更好地控制多种血管危险因素，而且可以独立地延缓健康老年人群的血管老化和血管疾病的发展。美国心脏协会的膳食指南建议食用全谷物食品和产品、健康的蛋白质来源（主要是植物、鱼、海鲜、低脂乳制品，如果需要，还可食用精瘦未加工的肉类）以及液体植物油，以改善心血管健康；还建议控制能量摄入，以保持健康的体重，并尽量减少添加糖、盐、超加工食品和酒精的摄入。根据这些一般原则，已知几种现有的饮食模式具有血管保护作用。传统的地中海饮食是一种富含蔬菜、水果、橄榄油、谷物、豆类、鱼类和海鲜的饮食模式，是这方面的重要饮食模式。地中海饮食已被证明可以减少氧化应激和系统性炎症，从而降低与衰老相关危险因素的患病率，并延长老年人的寿命。其他饮食方法，如旨在降低高血压的饮食、降低血清胆固醇的饮食（组合饮食），以及低热量和低脂肪但高碳水化合物的冲绳饮食，也可有效保持健康、延长寿命。

4. 戒烟戒酒

烟草中的尼古丁和其他有害物质可以加速血管硬化和内皮细胞的损伤，加速血管老化进程。以往有观点认为少量饮酒对血管老化有延缓作用，甚至延年益寿。证据显示，任何程度的饮酒行为都可能影响健康生活，并且大量研究也表明，就算是极少量的饮酒，也会增加罹患冠心病、心力衰竭、中风等心血管疾病的风险。因而，戒烟戒酒对于延缓血管老化有重要意义。

二、医学干预手段

1. 临床用药

降压药、他汀、mTOR 抑制剂、AMP 活化蛋白激酶（AMPK）激活剂、抗炎细胞因子疗法、PPARγ 激活剂和抗纤维化药物等已获批准,药物可能有助维持或恢复健康的血管老化。高血压和动脉硬化与血管老化相关,降压药可改善血压、内皮功能和血管张力,减少结构重塑。部分降压药物如血管紧张素转换酶抑制剂（ACEI)和血管紧张素受体拮抗剂（ARB)能减少胶原沉积,改善动脉顺应性,延缓血管老化。他汀除降低胆固醇外,还能改善内皮功能,降低动脉硬化和心血管事件,特别是对老年人。他汀还能激活寿命基因,降低颈-股动脉脉搏波速度。随着年龄增长,营养感应途径如 mTOR,AMPK 和虬蛋白酶失调,针对这些途径的干预可能有助于预防健康血管老化。mTOR 抑制剂雷帕霉素(也叫西罗莫汀)能延缓内皮细胞衰老,改善内皮功能,但其不良反应限制了临床应用。抗糖尿病药物如 AMPK 激活剂二甲双胍可能有助于保持血管老化的健康。二甲双胍能减少颈-股动脉脉搏波速度,通过激活 AMPK 改善内皮功能,抑制炎症,减少活性氧类（ROS)形成。

2. 中药

1) 中药复方

补阳还五汤

中医理论认为,气虚血瘀是血管内皮衰老的主要原因,益气活血法是延缓血管内皮老化的重要手段。补阳还五汤出自清代名医王清仁,被广泛用于治疗与老化相关的心脑血管疾病。补阳还五汤中黄芪与当归配伍,对细胞内皮氧化损伤具有保护作用[5]。

活血复方

活血复方由黄芪、蒲黄、降香、丹参、苍术、白术、炙草组成。临床和动物实验发现,活血复方可降低血清总胆固醇和甘油三酯,保护血管内皮完整性,抵抗动脉粥样硬化,从而改善血管衰老。

益气活血养阴方

益气活血养阴方可改善主动脉衰老,延缓心血管老化。益气活血养阴方可通过保护线粒体能量代谢以延缓心血管老化。

2)中成药

栓痛灵

栓痛灵是由14种中药发酵而成的,它来自治疗偏头痛的传统处方三片汤。栓痛灵是治疗血管性脑病的经验性处方,对脑微血管内皮细胞损伤具有保护作用。

脑心通胶囊

脑心通胶囊由黄芪、丹参、赤芍、川芎、桃仁、红花等十余种中药配制而成,具有补气活血的功效,常用于脑梗死和冠心病的治疗。脑心通胶囊可改善内皮细胞衰老。

3. 其他医学干预

（1）定期体检：定期进行血压、血脂和血糖检查,及时发现和应对高血压、高血脂和糖尿病等疾病,这些都是加速血管老化的重要因素。

（2）针对性药物治疗：对已经出现血管疾病的患者,医生可能会推荐使用降压药、降脂药或抗血小板药物等,以减慢病情进展并控制病症。此类药物可以有效改善血管功能、预防血栓形成。

（3）冠状动脉介入治疗：对于严重的冠状动脉疾病,可能需要采取介入治疗如冠状动脉支架植入或旁路手术等,以改善心肌的血流供应,减缓疾病进展。

三、具有抗血管老化作用的食品或食品补充剂

1. 橄榄油及其提取物

初榨橄榄油酚提取物（OOPE）具有显著的抗老化、血管保护

和神经保护作用。临床前研究表明，与其他脂肪来源相比，特级初榨橄榄油中的多酚能够调节血管中的氧化应激，降低炎症，证实了OOPE对血管、神经的保护作用以及抗衰老的作用。

2. 长链 ω-3 脂肪酸

ω-3 脂肪酸（O3FAs）是多不饱和脂肪酸。它们是动物脂质代谢的重要组成部分，在人类饮食中起着至关重要的作用。α-亚麻酸（ALA）、二十碳五烯酸（EPA）和二十二碳六烯酸（DHA）是参与人体生理的 3 种 O3FAs。ALA 存在于植物中，DHA 和 EPA则存在于鱼类中。由于人类不能合成 ALA，需要通过饮食获取。虽然人类可以利用 ALA 形成 EPA 和 DHA，但随着年龄增长，形成更长时间 O3FAs 的能力受到损害。一项双盲随机对照研究探讨了补充 DHA、EPA 或鱼油（EPA 和 DHA 的比例为 2∶1）对血管炎症和动脉粥样硬化的影响，结果表明，补充 O3FAs 显著提升了血液中的 EPA 和 DHA 水平，而不升高胆固醇水平[2]。另一项随机对照试验确定，中年人补充鱼油（含有 EPA 和 DHA）可显著降低主动脉硬化标志物、主动脉脉压和主动脉压强[3]。

3. 姜黄素

姜黄素是从姜黄根中提取的酚类成分，姜黄素通常用于调味的食品，也是亚洲传统医学的一部分。姜黄素通过激活 Nrf2 通路作为突出的抗氧化剂，并通过调节 NF-κB 通路抑制炎症，实现抗衰老作用。然而，一项随机对照试验研究了补充姜黄素 12 周对中老年人的影响，报告称，在不影响循环中抗氧化剂和炎症标志物水平的情况下，一氧化氮生物利用度升高可改善抵抗力和动脉内皮功能[4]。

4. 白藜芦醇

在转化和临床研究中，低剂量白藜芦醇补充剂显示了抗衰老和血管保护作用。白藜芦醇介导血管保护的分子机制涉及直接抑制 NF-κB，上调内皮型一氧化氮合酶和抗氧化酶，诱导线粒体生物合成,预防氧化应激诱导的细胞凋亡等。流行病学研究发现,地中海饮食富含白藜芦醇,与心血管疾病风险降低相关。

5. 维生素

已知维生素 D 可以调节抗氧化机制、细胞增殖、分化和凋亡,从而保持内稳态。维生素 C 和维生素 E 以其抗氧化性能而闻名。它们已被证明能逆转大鼠的内皮功能障碍。短期内结合使用维生素 C 和维生素 E 已被证明可以显著降低中心脉搏波传导速度,并改善内皮功能。

四、保持心理健康

心理状态对血管健康的影响日益受到重视。压力、焦虑和抑郁等不良的心理状态可以通过多种机制影响心血管系统,如激活自主神经系统及引发内分泌系统的紊乱,增加炎症反应,从而加速血管老化。因此,维护良好的心理健康不仅有助于提高生活质量,而且是预防和减缓血管老化的重要策略之一。

(1)认知行为疗法(CBT):帮助个体识别和改变负面思维模式,学习应对压力的有效策略,已被证实可以改善心理状态,降低心血管风险。

(2)正念冥想:通过练习正念冥想,增强当下意识,减少压力和焦虑,有助于降低血压和改善心血管健康。

(3)心理咨询和支持:定期与心理健康专业人士交流,以管理情绪和压力。

(4)家庭和朋友的支持:积极的社交互动可以减轻心理压力,改善心理健康。

(5)参与社区活动:可以增强归属感和社会支持,对心理健康有积极的影响。

(上海交通大学医学院附属瑞金医院　李祖娴,邓云新)

第五节　血管老化的研究和发展趋势

随着医学进步和社会护理改善，人们寿命延长，年龄相关性疾病的患病率呈上升趋势，给社会带来沉重的经济负担，因此对于这种类型疾病的预防和管理已成为全球优先关注的事项。以内皮功能障碍和大弹性动脉僵化为特征的血管老化是与老年相关的心血管疾病发病的主要风险因素，并影响心血管疾病的许多方面，如心血管疾病的发病、进展和严重程度。正如17世纪著名的医生托马斯·西德纳（Thomas Sydenham）曾说过，"人与血管共老"。本节将从血管老化的机制、临床医学研究、预防和治疗策略这几方面介绍血管老化的研究进展，并总结血管老化的未来发展趋势。

一、血管老化的研究进展

1. 血管老化的机制

近年来分子生物学的发展使得与血管老化相关机制的研究取得了突破性进展，在氧化应激、细胞内线粒体功能障碍、细胞衰老、蛋白质稳态失衡、营养感觉失调和干细胞功能障碍均有深入探索。如铁死亡是一种与脂质氧化相关的新型调节细胞死亡机制。血管老化是血管内皮细胞衰老的结果，伴有慢性炎症反应和活性氧产生过多。血管内皮细胞或血管平滑肌细胞诱导活性氧产生，上调促炎细胞因子表达。这些研究成果使人们对血管老化的分子机制有了更深的认识，也为开发针对性治疗药物提供新的思路。

2. 临床医学研究

在临床医学研究方面，关于血管老化相关疾病的诊断和治疗取得了显著进展。由于血管衰老相关疾病的高死亡率和致残性，早期诊断在延缓血管疾病的进展和改善预后方面显示有益效果。现阶段,血管疾病的诊断基于生物标志物水平和血管造影的检测。大多数诊断技术成本高昂,灵敏度低。因此,开发更便宜、更快、更有效的早期诊断方法非常必要。例如,纳米粒子和纳米技术在血管老化和相关疾病诊断中的应用,虽还在探索中,却取得了惊人的成果。纳米颗粒是尺寸为 $1\sim100$ nm 的微观颗粒,可以将诊断和治疗剂整合在一起。在诊断方面,纳米颗粒具有提高诊断效率和准确性的潜力。一方面,纳米颗粒作为生物传感器,可以灵敏、稳定地检测血浆、血清和尿液中的特定生物标志物。另一方面,纳米颗粒作为造影剂可以被设计和操纵,以可视化炎症、血栓形成、血管生成、增殖和细胞凋亡等疾病的典型病理变化。在临床治疗方面,纳米颗粒作为抗氧化和抗增殖剂以及药物递送囊泡正在被广泛研究用于治疗血管老化相关疾病,如心血管疾病(如动脉粥样硬化、高血压、血管再狭窄、心肌梗死和心力衰竭)、脑血管疾病(如缺血性脑卒中、脑出血和血管性痴呆)和慢性肾脏病。纳米颗粒已被用于增强诊断和治疗效果,并在增加病理部位药物积累的同时减少健康组织中的药物积累,以降低不良反应的发生率和强度。因此基于纳米颗粒的诊断和治疗技术在血管老化及相关疾病(包括心血管疾病、脑血管疾病以及慢性肾脏疾病)方面有着巨大的潜力。

3. 预防和治疗策略

针对血管老化,预防优于治疗。近年来,研究者发现了一些抗血管老化的生物活性物质,如抗氧化剂、炎性细胞因子调节剂等。这些物质可以通过抑制氧化应激、减轻炎症反应等途径起到抗血管老化的作用。此外生活方式干预也是预防血管老化的重要措施,最好的方法之一是控制饮食,尤其是限制能量摄入和宏量营养素组成的水平。能量限制是在不引起营养不良的情况下限制能量摄入。据报道,限制能量摄入可减少炎症和氧化应激,从而延缓血管老化并延长寿命。适量体育运动也可以降低血管老化相关疾病的发生风险。有研究指出,内皮细胞参与衰老诱发的冠状动脉血管病变。随着年龄增长,定期锻炼能够维持动脉功能水平。研究者在小鼠冠状动脉中发现线粒体清除调节因子 FUN14 结构域 1(FUNDC1)水平随年龄增长逐渐下降。在老年小鼠中,心脏微血管内皮细胞(CMEC)中的 FUNDC1 和线粒体自噬水平均显著降低,但可以通过运动训练而恢复。因此运动通过以 PPARγ 依赖性方式增加 FUNDC1 来防止冠状动脉内皮衰老,由此保护老年小鼠免受心脏血流恢复后引起的损伤。国内王培教授团队和李冬洁教授团队的研究同样表明,久坐不动的个体存在与衰老相关的心血管死亡风险。该研究揭示:运动中骨骼肌产生连蛋白Ⅲ型结构域蛋白 5(FNDC5)/鸢尾素(irisin),通过细胞外囊泡(EVs)转运至血管中发挥作用,从而抑制血管衰老。

二、血管老化的未来发展趋势

虽然血管老化研究取得了显著进展,但仍然面临诸多挑战。血管老化的复杂性使得评估和实施治疗变得困难。目前临床上尚无专门延缓血管衰老的方法和药物,但是针对血管衰老的危险因素和血管衰老相关疾病,有可明显延缓血管衰老的方法,如:生活方式改善(健康饮食、控制体重、戒烟、运动等),药物的应用(针对危险因素的药物如降压药、他汀、噻唑烷二酮类降糖药,改善内皮功能药物如前列腺素等)。随着研究的深入,发现热量限制、抗氧化剂、西罗莫斯(mTOR 抑制剂)、白藜芦醇(Sirt1激活剂)、二甲双胍及血浆疗法都可能对延缓血管衰老有一定的作用。此外,新开发的化合物(如 NOX 抑制剂、自噬诱导剂、NEU1 抑制剂等)也显示出前景,但需要进一步临床验证其调节血管老化的安全性和有效性。上文中提到的纳米颗粒在血管疾病中的应用发展主要局限于基础研究。其中纳米颗粒的安全性和毒性问题是临床使用的关键问题，且纳米颗粒有着复杂的结构，导致出现复杂的制造和质量控制过程、储存不稳定、成本增加以及批次间可重复性差等问题。所有这些问题都阻碍了大规模生产。因此在纳米颗粒用于血管衰老相关疾病的临床诊断和治疗之前，仍有大量研究有待完成。尽管存在局限性，但许多研究表明纳米颗粒具有治疗血管衰老相关疾病的潜力。研究人员应努力阐明这些纳米颗粒的作用机制、生物分布和生物蓄积，以及可能的短期和长期不利影响，为未来的血管衰老诊断和治疗提供新的见解。

　　总之，人们越来越关注血管老化的机制以及血管老化在各种疾病中的作用，参与血管老化进程的关键信号和分子及其调控方式，血管老化特异性的分子标记的研究，并以血管老化为切入点开发无创、方便的血管老化评估和诊疗方法，这样可以及时发现并干预血管老化，更有效的延缓衰老，对减轻老龄化社会带来的负担具有重大的科学意义。

（上海交通大学医学院附属瑞金医院　高丽雅，孟玫）

参考文献

［1］ YA J，BAYRAKTUTAN U. Vascular ageing：mechanisms，risk factors，and treatment strategies［J］. Int J Mol Sci，2023，24（14）：11538.

［2］ PISANIELLO A D，PSALTIS P J，KING P M，et al. Omega-3 fatty acids ameliorate vascular inflammation：a rationale for their atheroprotective effects［J］. Atherosclerosis，2021，324：27-37.

［3］ PASE M P，GRIMA N，COCKERELL R，et al. The effects of long-chain omega-3 fish oils and multivitamins on cognitive and cardiovascular function：a randomized，controlled clinical trial［J］. J Am Coll Nutr，

2015，34：21 - 31.

［4］ZIA A，FARKHONDEH T，POURBAGHER-SHAHRI A M，et al.
The role of curcumin in aging and senescence：molecular mechanisms
［J］. Biomed Pharmacother，2021，134：111119.

［5］WEN J，LIU C，DENG C. Research progress on the mechanism of
aging of vascular endothelial cells and the intervention of traditional
Chinese medicine：a review［J］. Medicine（Baltimore），2022，101
（49）：e32248.

第五章

其他血管疾病

除了此前所说的动脉粥样硬化疾病、血管老化外，本章将介绍一些其他血管疾病。

第一节　动脉疾病：动脉瘤

一、什么是动脉瘤？动脉瘤是如何发生的？

动脉瘤是指动脉血管壁的某一部分发生异常扩张，形成了血管壁的局部膨胀、扩张，出现类似"气球"样的病变，可能发生在主动脉（人体内最粗大的动脉管）、脑动脉等大小血管中。例如，在血流压力的作用下，胸主动脉局部或弥漫性扩张或膨出，达到正常胸主动脉直径的 1.5 倍以上，即成为胸主动脉瘤（见图 5-1）[1]。

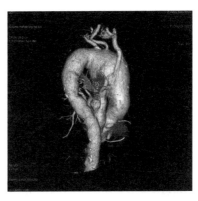

图 5-1　胸主动脉瘤三维成像

动脉瘤形成主要与动脉血管壁的结构和功能异常有关。正常情况下,动脉血管壁由内膜、中膜和外膜三层结构组成。这种结构使得血管具有一定弹性,并且具有抵抗血管内血液压力的能力。然而,当血管壁出现某些问题,变得越来越薄弱时,就可能出现血管壁结构缺陷或损伤,血液的压力会导致血管壁在损伤处出现异常扩张,形成动脉瘤。

二、动脉瘤的发病率

动脉瘤的发病率与不同动脉瘤的类型、受影响的动脉部位、检测手段、患者年龄等多种因素相关,各项研究报道也差异较大。例如,在欧洲北部地区,超声筛查显示直径在 $29\sim49$ mm 的腹主动脉瘤在 $75\sim84$ 岁男性中达 12.5%,在 $75\sim84$ 岁女性中患病率则为 5.2%[2]。在中国,$35\sim37$ 岁人群的未破裂颅内动脉瘤患病率约为 7%[3]。

需要注意的是,动脉瘤的发病率在不同的人群中可能有所差异。年龄、性别、遗传因素、种族、吸烟等因素都可能对动脉瘤的发病率产生影响。此外,一些遗传性疾病也会增加动脉瘤的风险。

虽然动脉瘤整体的发病率相对较低,但由于此类疾病会造成严重的后果(想象一下,主动脉瘤破裂的危害类似一辆汽车的主油管破裂),所以需要对其加强重视。对动脉瘤高风险人群,应该强调定期筛查和随访。

三、动脉瘤的危险人群

以下因素对动脉瘤的发生风险都有影响。

(1)局部病因:机制不明的特发性囊性中层退化,或继发于主动脉夹层、主动脉瓣膜病变和局部创伤病变[2],当动脉受到外伤性损伤时,可以引起血管壁损伤并形成动脉瘤。

（2）遗传性疾病[2]：如马方综合征、埃勒斯-当洛综合征、家族性动脉瘤。

（3）自身免疫疾病[2]：如贝赫切特综合征。

（4）病原微生物感染[2]：如细菌（以黄色葡萄球菌最常见）、真菌、梅毒等感染都可以引起动脉壁受损，导致局部动脉瘤形成。

（5）动脉硬化：动脉硬化严重时，动脉血管壁变得僵硬和脆弱，容易发生破裂和扩张。

（6）其他因素：年龄、性别、种族、家族史和吸烟等都可能影响动脉瘤的发生率。高龄、男性、有腹主动脉瘤家族史、长期吸烟史的白种人群腹主动脉瘤发生风险都会相应增加[1]。

由以上因素可以发现，高龄、具有动脉瘤家族史、患有某些遗传疾病或自身免疫性疾病、有反复血管部位感染、长期吸烟的人群都具有较高的动脉瘤风险，当然，并不是符合以上条件的人群都会患动脉瘤，只是需要加强警惕，必要时可以就医筛查。

四、如何预防动脉瘤

动脉瘤是一种血管疾病，其形成和发展与动脉的结构和功能异常有关。预防动脉瘤的关键在于控制相关的危险因素和保持健康的生活方式。例如，保持血压、血脂的正常水平，均衡饮食，戒烟，适度运动，并定期进行体检和相关筛查。如有相关症状或高风险因素，应尽早就医进行评估和处理。请记住，健康的生活方式是预防动脉瘤和其他心血管疾病的关键。

五、动脉瘤会遗传或传染吗

部分遗传性疾病患者动脉瘤风险较高。例如，马方综合征患者罹患动脉瘤的风险是普通人群的很多倍。从这个角度而言，动脉瘤与遗传相关，但并不是动脉瘤一定会遗传给后代。动脉瘤发生主要与个人的生活方式、遗传因素及整体健康状况有关,与遗传有一定相关性,但无法通过接触、空气传播或其他传染途径传给他人。

由于一些动脉瘤的相关风险因素可以在家族中存在,家族史是动脉瘤发病的重要风险因素之一,具有家族史的人群可能更容易发生动脉瘤。因此,如果家庭中有人患有动脉瘤,个体的患病风险可能会增加,建议及早咨询医生进行相关遗传咨询和筛查。

六、动脉瘤患者会出现的症状

未破裂的小动脉瘤可能会毫无症状,随着动脉瘤增大和血管壁逐渐薄弱,症状可能会逐渐出现。动脉瘤的最大危险是破裂,一旦破裂,由于出血量较大(如主动脉破裂)、血肿形成部位影响较大(如颅内动脉瘤破裂),可能发展很快并导致死亡,因此,需要重视体内这一无声的"炸弹"。

动脉瘤的症状和体征视其位置和大小而异。下面是一些常见的动脉瘤症状和体征。

(1)腹主动脉瘤:腹部搏动性肿块;腹部或背部持续性疼痛,可以向下其他部位放射;胃肠道症状,如恶心、呕吐、食欲减退等;腹胀或消化不良;体重减轻。严重者会因为腹主动脉瘤破裂、动脉瘤-消化道瘘等出现呕血、便血、剧烈腹痛、低血压、心率增快、昏厥乃至死亡。

(2)颅内动脉瘤:患无症状的动脉瘤可能并无症状,但动脉瘤一旦破裂出血,则可能出现剧烈头痛、恶心、呕吐、意识障碍、颈部僵硬、视力变化、眼球运动异常、意识丧失或昏迷等,严重者可能导致死亡。

(3)胸主动脉瘤:胸痛或背痛,可以向颈部、肩部或腹部放射;咳嗽、呼吸困难或气促(动脉瘤压迫气管和支气管);声音沙哑(动脉瘤压迫交感神经),吞咽困难(动脉瘤压迫食管);体重减轻;面部、颈部和肩部静脉怒张(动脉瘤压迫上腔静脉)等。胸主动脉瘤破裂可能导致严重的内出血,甚至威胁生命。

需要注意的是,部分动脉瘤可能在早期没有明显的症状或体征,小型动脉瘤尤为如此,但此部分动脉瘤破裂也可能导致严重的症状,因此,具有相关症状或体征及具有危险因素的人群,应重视筛查。

七、就医前,需要进行的准备

在动脉瘤患者就医前,下面是一些建议的准备事项。

(1)收集病史资料:整理并准备详细的个人病史,包括既往疾病、手术史、药物过敏史等。如果家族中有人患有动脉瘤或其他相关疾病,也要记录下来。

(2)准备医疗报告和影像学资料:如果之前进行过相关医学检查或治疗,如超声、CT、磁共振成像等,将相关的医疗报告和影像学资料整理好,就医时,以便供医生参考和评估。

(3)列出症状和体征:准备一份详细的症状和体征清单,包括疼痛的部位、程度和持续时间,以及其他不适或异常感觉。这将帮助医生更好地了解病情。

(4)带上药物清单:如果正在服用药物,包括处方药、非处方药和膳食补充剂,请将药物名称、剂量和用法列成清单,有助于医生了解药物治疗情况。

(5)写下自己的问题和疑虑:提前思考并写下自己对动脉瘤的疑问和担忧,以便在就医时向医生提问。这有助更好地了解疾病,制订合适的治疗计划。

(6)带上身份证件和医保卡,并提前预约就诊,以便就医时办理相关手续。一般而言,患不同部位的动脉瘤,需要前往不同的科室就诊,如胸外科(胸主动脉瘤)、普外科(腹主动脉瘤)、神经外科(颅内动脉瘤)。请注意,如果疼痛剧烈,或出现了严重的乏力、吐血、便血等,可以前往急诊/胸痛中心,以免耽误病情。动脉瘤破裂是一种非常紧急的状况,前往急诊中心就诊将节约候诊时间,甚至拯救生命。

八、医生会问哪些问题？如何回答医生的问题？

在就诊时,医生可能会问以下问题,以便更好地了解病情和制订适当的治疗计划。

(1)症状描述:医生可能会询问症状的具体描述,如疼痛的部位、性质(刺痛、胀痛、隐痛等)、程度、持续时间、严重程度、缓解因素等。应尽可能详细地描述症状,助于医生评估病情。

(2)既往史和家族史:医生可能会询问既往病史,包括是否患有其他相关疾病、手术史、药物过敏史、遗传疾病史等,还会询问家族中是否有人患动脉瘤或其他相关疾病。了解家族病史对判断遗传风险以及动脉瘤发展可能起重要的作用。准备好准确的医疗病历和相关检查报告,以便医生更好地了解健康状况。

(3)生活方式:医生可能会询问生活方式,包括是否吸烟、饮酒、饮食习惯、运动等。这些因素与动脉瘤的发病风险密切相关,提供准确的信息将有助于医生评估患病的风险程度。

(4)整体健康情况:医生可能会问询身体的整体状况,如是否有发热、疲劳、体重变化等,是否有药物食物过敏,这些问题有助医生全面评估整体健康状况。

回答医生的问题时,应尽可能提供准确的信息。如果不确定或无法回答某个问题,可以坦率地对医生说:"我不知道。"

九、可能进行的检查及其作用

在诊断动脉瘤时,医生可能会根据病情开具一系列检查,以便准确诊断和评估动脉瘤的情况。下面是一些常见的检查方法及作用。

（1）超声检查：是最常用的检查方法之一，是一种无创伤的检查，可以帮助确定动脉瘤的位置、大小、形状、有无斑块和血栓等。一般直径超过 3 cm 的主动脉瘤即可以被查出。但是这种检查方法也有一定的局限性，如由于颅骨的阻隔，无法观察颅内动脉瘤。

（2）CT：可以提供详细的图像，帮助观察动脉瘤的形态、位置、和周围脏器的关系，并精确测量动脉瘤各部位参数，为下一步手术提供帮助。

（3）磁共振成像：不需要使用造影剂即可清楚地显示病变的部位、形状、大小等，并能提供形象逼真的影像，对于瘤体破裂形成的血肿有较高的诊断价值。

（4）动脉造影：是一种有创检查方法，运用注入造影剂进行 X 射线检查，详细观察动脉血管的形态和血流情况，可帮助评估动脉瘤的位置、大小、形态以及与周围组织的关系。

（5）血液检查：可以评估有无贫血、凝血功能和肝肾功能是否正常等，以了解患者的全面健康状况，并确定是否存在与动脉瘤相关的问题。

十、非药物治疗

对于小型的动脉瘤，医生可能会推荐定期监测和检查。超声、CT、磁共振成像等检查方法可以帮助评估动脉瘤的大小和进展情况。定期检查有助尽早发现任何变化，并采取相应的措施。除此之外，包括戒烟在内的生活方式改变也可能对延缓病情进展有帮助。

十一、药物治疗

动脉瘤虽需要通过手术才能根治，但医生可能会开具降压、抗血小板聚集的药物，以保持病情相对稳定。

十二、手术治疗

手术治疗是根治动脉瘤的方法,通过修复或移除动脉瘤,有效预防动脉瘤破裂和其他相关并发症的发生。根治性手术、血管内修复手术、动脉瘤栓塞术是常用的手术方法。

(1)根治性手术:切除整个动脉瘤,然后用移植物或人工血管进行修复。此类手术一般适用于较大的动脉瘤或具有潜在破裂风险的动脉瘤。

(2)血管内修复手术:是一种介入手术。以人体大血管为入口,通过特制的导丝系统,将覆膜支架送到动脉瘤处,按照术前设定的精确定位将支架释放在瘤腔内,以强化血管壁并阻止血流对瘤体冲击,达到防止动脉瘤增大及破裂的目的。

(3)动脉瘤栓塞术:常被用于较小的颅内动脉瘤治疗,同样通过导丝系统,将金属线圈或聚合物送至动脉瘤处,以堵塞血流并最终阻止瘤体生长。

手术治疗可以有效修复动脉瘤,预防其破裂和其他相关并发症发生,提高患者的生存率和生活质量。但手术也存在一定风险,如切口感染、出血、血栓形成等,患者需要与医生密切合作,制订个性化的治疗计划,并选择适合自己的手术治疗方式。

十三、动脉瘤随访周期

动脉瘤是一种比较危险的血管疾病,患者需要定期进行随访以确保病情控制和健康管理。在首次确诊动脉瘤后,患者通常需要定期进行随访,以确保病情稳定和持续的治疗效果评估。最初的随访周期可能是每1~3个月一次。一旦病情稳定,医生可能会延长随访周期,如每3~6个月一次,目的是监测动脉瘤的大小和形态变化,以及评估治疗效果和预防并发症的发生。在随访过程中,患者需要接受超声、CT、磁共振等影像学检查,也可能因病情变化需要接受造影检查。对于某些高风险患者,如瘤体较大、有破裂风险或有其他基础疾病的患者,随访周期可能更加短。

十四、特殊注意事项

动脉瘤是一种严重的血管疾病,患者需要特别注意自己的生活方式和健康状况。定期复查、控制血压、适度运动、戒烟限酒、控制体重以及与医生保持密切联系,只有有效管理,才能减少并发症的风险。

(上海市第一人民医院　陈熹)

第二节　动脉疾病:动脉血栓

一、什么是动脉血栓? 动脉血栓是如何发生的?

血栓形成是指在一定条件下,血液有形成分在血管内(多数为小血管)形成栓子,造成血管部分或完全堵塞、相应部位血供或血液回流障碍的病理过程。血栓依据组成成分可分为血小板血栓、红细胞血栓、纤维蛋白血栓、混合血栓等(见图5-2);按血栓形成的位置可分为动脉血栓、静脉血栓及微血管血栓[4]。

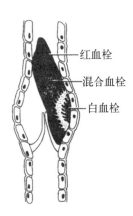

图5-2　一个典型血栓形成的病理解剖[1]

在此先论述动脉血栓,当血栓在随血流移动的过程中部分或全部堵塞某处血管,就会引起相应组织和(或)器官缺血、缺氧、坏死。如果给心脏供血的冠状动脉内出现动脉血栓,就是我们熟知的心肌梗死。

动脉血栓的形成过程:这是一个复杂的过程,离不开三大要素,即血管内膜损伤、血流缓慢、血液高凝状态。

动脉内皮细胞的损伤可能是血栓形成的初始触发因素。这种损伤可以由血管炎症、高血压、动脉粥样硬化等因素引起,血管内皮细胞损伤后会生成和释放一些生物活性物质,部分具有促血栓形成的作用。

各种原因引起的血液黏稠度增高、血流缓慢等,都可导致全身或局部血流淤滞,为血栓形成创造条件。此时叠加血液高凝状态,血管壁的动脉粥样硬化斑块破溃,损伤区域的凝血因子被激活,形成凝血酶,将血液中的纤维蛋白原转化为纤维蛋白,纤维蛋白聚集形成一个网状结构,同时血小板迅速活化,刺激血小板聚集和凝血因子激活,附着在纤维蛋白网状结构上,形成稳定的血栓。

动脉血栓形成可能导致血液流动受到限制,阻塞了动脉的正常供血,引发一系列严重的并发症,如心肌梗死、脑卒中和肢体缺血等。

二、动脉血栓的发病率

根据血栓部位的不同,动脉血栓的发生率差异很大。以冠状动脉血栓致心肌梗死为例。虽然发病率因地区、人群和生活方式等因素而有所不同,但整体呈现增长的趋势。

例如,2001—2011 年,全国每 10 万人中,因 ST 段抬高型心肌梗死(心肌梗死的一种类型)住院的患者人数逐年增加,住院率从 2001 年的 3.7/10 万增至 2006 年的 8.1/10 万和 2011 年 15.8/10 万[5]。

2019 年,中国缺血性脑卒中(脑动脉血栓)的年龄标化患病率为 1 255.9/10 万,与 1990 年相比,2019 年缺血性脑卒中升高 33.5%[5]。

除了冠状动脉和脑动脉血栓外,肾动脉、肠系膜动脉、肢体动脉等血管都可能出现血栓,但是发病率要低于冠状动脉和脑动脉血栓。

三、动脉血栓的危险人群

（1）高血压患者：高血压可能导致动脉血管功能受损,使得形成血栓的风险增加。

（2）高脂血症患者：高胆固醇和高甘油三酯水平与动脉粥样硬化斑块形成相关,这些物质在体内过多时可沉积在动脉壁上并形成斑块,一旦斑块破溃,就可能成为血栓的核心,纤维蛋白和血小板附着其上,形成血栓。

（3）糖尿病患者：通常有高血糖的同时存在高血脂、高血压等代谢受损情况,这些都会导致动脉内膜受损,进而促进血栓形成。

（4）吸烟人群：吸烟会损害血管内膜,增加动脉血栓形成的风险。

（5）肥胖人群：肥胖与高血压、高血脂和糖尿病等代谢异常密切相关,增加了动脉血栓形成的风险。

（6）老年人群：随着年龄增长,动脉壁变得更容易受损,从而增加了血栓形成的可能性。

（7）家族史：有一种疾病叫作遗传性易栓症,患者出现多次、反复的血栓形成,年轻时常发病,有血栓家族史。当然,此种情况相对少见。

（8）缺乏运动：缺乏体育锻炼会导致血液循环减慢,增加了血栓形成的风险。

（9）合并某些特殊疾病：恶性肿瘤、肾病综合征、抗磷脂综合征等疾病患者更容易出现血栓,医生会处方一些抗栓药物,以降低血栓风险。

需要注意的是,这里提到的只是一些常见的相关因素,并不代表一定会引发动脉血栓。每个人的健康状况都是独特的,如果担心自己的健康,建议咨询专业医生以获取个性化的建议和评估。

四、如何预防动脉血栓

从血栓的高风险人群可以看出,预防动脉血栓的关键在于采取一系列健康生活方式,下面建议值得参考。

(1)保持健康饮食习惯:采用健康的饮食习惯有助控制体重、降低血脂,可以选择低胆固醇和低饱和脂肪的食物,如全谷物(如燕麦或糙米)、新鲜水果和蔬菜,选择优质蛋白质(如鱼和鸡)和脂肪来源(如橄榄油和坚果)。避免过量食用高盐、高糖和高脂肪食物。

(2)积极管理体重:保持健康的体重对预防高血压、高血糖、高脂血症非常重要。超重或肥胖都会增加心血管疾病的风险,因此需要通过合理的饮食和适度的体育活动来控制体重。

(3)规律体育锻炼:可以进行适量的有氧运动,如快走、慢跑、游泳或骑自行车。运动时长方面,建议每周至少进行 150 分钟的中等强度有氧运动,或 75 分钟的高强度有氧运动。中等强度是指达到"可以说话但不能唱歌"的强度。在开始锻炼计划之前,最好咨询医生或专业运动教练,听取他们的建议。

(4)戒烟和限酒:吸烟会损害血管内皮细胞,增加动脉血栓的风险。可以寻求支持并采取适当的戒烟方法,如药物辅助疗法、心理咨询或支持小组等。过量饮酒也会对心脏和血管产生负面影响,应尽可能限制酒精摄入。

(5)控制慢性病:一些慢性疾病如高血压、糖尿病和高脂血症与动脉血栓的发生密切相关。应定期监测和控制这些慢性疾病的风险因素,并积极通过药物治疗、饮食控制和规律的运动来降低风险。

（6）避免长时间久坐：长时间久坐会导致血液循环减慢,增加血栓形成的风险。虽然动脉血栓与久坐的相关性比静脉血栓低,但如果需要长时间坐着,可以尝试每隔一段时间活动一下身体,如站立、走动或做一些简单的伸展运动,尽可能降低血栓风险。

请注意,虽然这些预防措施通常对大部分人群有效,但每个人的情况不尽相同。如果有特定的健康状况或疑虑,建议咨询医生以获得个性化的建议和指导。

五、动脉血栓会遗传或传染吗？

部分动脉血栓具有遗传性。例如,遗传性蛋白 C 缺陷症,患者有血栓家族史,无明显诱因下出现多发、反复的血栓形成,对常规抗栓治疗疗效不佳。

此外,动脉血栓的发生与患者的生活方式和健康状况有关。虽然其他动脉血栓通常不是直接遗传的,但糖尿病、高血压家族史等可能与动脉血栓风险相关。这是因为家族成员通常具有相似的生活方式和遗传因素,如饮食习惯、体重管理、吸烟和锻炼习惯,这些因素造成的高血压、糖尿病、冠心病等都可能增加动脉血栓发生的风险。

动脉血栓不是一种传染性疾病,不能通过接触、空气传播或与感染者亲密接触而传播给他人。

六、动脉血栓患者会出现的症状

当动脉内形成血栓时,可能会出现一系列与血液流动受阻有关的症状,下面是常见症状[4]。

（1）突然发病,可有局部剧烈疼痛,如心前区疼痛、腹痛、肢体剧烈疼痛等。

（2）相关供血部位组织缺血、缺氧所致的相关症状和体征，同时伴有器官、组织结构及功能异常。如心肌梗死患者可能心前区剧烈疼痛、胸闷、呼吸困难、恶心、出冷汗，心肌持续缺血会导致心力衰竭、心源性休克、心律失常。脑卒中患者可能突然出现一侧面部或肢体麻木无力、言语困难、视力丧失、活动障碍，严重者可能有呼吸障碍和意识障碍等。

（3）血栓脱落引起脑栓塞、肾栓塞、脾栓塞等相关症状及体征。例如，发生在肠道、肾脏或其他器官血管的血栓可能导致腹部疼痛、肠梗阻、血尿等相关症状。

（4）供血组织缺血性坏死引发的临床表现，如发热等。

需要注意的是，动脉血栓可能引起的症状因个体差异和血栓发生位置而有所不同，部分患者可能没有明显的症状。如果有相关风险因素并出现上述症状（即使是轻微症状），请立即咨询医生进行全面的评估和诊断。早期发现和治疗动脉血栓可以显著降低患病带来的风险。

七、就医前进行的准备

在就医前，如果怀疑自己可能患有动脉血栓或出现相关症状，下面是一些建议的准备事项。

（1）收集病史信息：准备一份详细记录您过去和现在的病史，包括任何与动脉血栓有关的家族病史。这将有助于医生了解病情，并制订适当的诊断和治疗方案。

（2）注意症状：记录和描述自己出现的任何症状，包括疼痛、胸闷、呼吸困难、麻木、无力、言语困难、视力丧失、头痛等。注意症状的出现时间、频率、诱发因素和持续时间。

（3）记录用药：如果正在服用任何药物，包括处方药、非处方药或补充剂，请告知医生。

（4）准备问题清单：在就医时，准备一个问题清单，列出想咨询医生的问题。例如，如何确诊动脉血栓、治疗选项、预防措施以及注意事项等。根据症状部位不同，可能需要预约心内科、神经内科、肾内科、消化内科。

请注意，如果出现急性心脑血管症状（如胸痛、呼吸困难、突发面部或身体一侧的麻木或无力等），请立即就医或拨打120。此类症状可能是一种急症情况，需要紧急处理。

八、医生会问哪些问题？如何回答医生的问题？

当动脉血栓患者就诊时，医生通常会询问一系列问题，以了解病情、病史和风险因素。下面是一些医生可能会询问的问题，建议早期做好准备。

（1）症状描述：医生可能会询问症状细节，如是否存在胸痛、呼吸困难、麻木、无力等。尽量详细地描述症状出现的时间、频率、强度、诱发因素、缓解因素，症状是否有变化。

（2）既往史和家族史：医生可能会询问既往病史，包括是否有心脏病、高血压、高脂血症、糖尿病等。应告诉医生家族成员中是否有类似血栓性疾病或心血管疾病，以了解是否有遗传风险。

（3）生活方式：医生可能会询问饮食习惯、体重管理情况、是否吸烟或饮酒、是否参与适度的体育锻炼。请尽量提供准确的信息，有助于医生评估生活方式对动脉血栓风险的影响。

（4）药物和补充剂：医生可能会询问当前正在使用的药物，包括处方药、非处方药或营养补充剂。请告知医生正在服用药物的名称、剂量和频率。

（5）手术相关病史：医生可能会询问以往是否曾经患有其他疾病、是否进行过手术、是否有过血栓病史等。请提供准确和详细的信息，可以帮助医生更好地了解您的病情。

请尽可能提供准确的信息,可以事先整理并准备好相关的病历、药物清单和病史记录。如果对某些问题不确定或无法回答,请告诉医生,帮助医生获取相关信息。与医生保持良好的沟通,获得医生指导,这是确保获得准确诊断和适当治疗的关键。

九、可能进行哪些检查? 这些检查有哪些作用?

当动脉血栓患者就诊时,医生可能会根据病情进行一系列的检查。下面是一些常见的检查和具体作用。

(1)体格检查:包括测量血压、心率、体温,听诊心脏、肺部,触摸相关动脉搏动等。这些都有助医生评估患者的整体健康状况,发现异常体征。

(2)实验室检查:通过抽取血液样本进行化验,可以评估患者的血液指标,如血红蛋白水平、血小板计数、凝血功能等。这些检查都有助评估血栓形成和溶解的风险。

(3)心电图:通过记录心脏的电活动,医生可以评估心脏的结构、功能等是否存在异常。

(4)超声检查:主要通过声波图像来检查血管的状况。例如,超声心动图可以评估心脏的结构和功能,观察心脏大血管内是否存在血栓,大动脉超声可以检查动脉内是否有血栓形成或狭窄情况。

(5)血管造影:是一种有创伤的介入性检查。先在皮肤上切开一个通向血管的小开口,将造影剂注入血管,然后使用 X 射线或其他影像技术观察血管内部状况,可以帮助医生检测血管狭窄、血栓形成或其他血管异常;还可以同步置入支架,扩张狭窄的血管、抽吸血栓等,达到治疗的目的。

(6)CT 扫描和磁共振成像(MRI):可以提供详细的内部器官或血管结构图像,帮助医生检测是否存在血栓及动脉狭窄等。与血管造影相比,CT 和磁共振的优势是没有创伤,缺点是影像可能没有血管造影清晰,无法同时进行治疗。

以上检查有助医生评估动脉血栓的发生、定位及严重程度,并制订适当的治疗计划。具体应进行哪些检查,医生将根据判断和具体情况决定。

十、非药物治疗

动脉血栓的非药物治疗主要是采取生活方式和行为改变来控制风险因素,并减少血栓形成的概率,具体措施可参见"如何预防动脉血栓"章节。

十一、药物治疗

动脉血栓的药物治疗旨在预防和治疗血栓形成,以减少相关的心血管事件。下面是一些常见的治疗药物。

(1)抗血小板药物:包括口服制剂阿司匹林、氯吡格雷、替格瑞洛,静脉制剂替罗非班等。这些药物可以抑制血小板聚集,减少血栓形成的风险,通常用于急性心脑血管病患者和高危人群,以预防急性心肌梗死、脑卒中等并发症。根据病情不同,患者可能需要服用一种或两种抗血小板药物,服用疗程也有差异,可能是一年,也可能是终身。

(2)抗凝药物:如利伐沙班、阿哌沙班、达比加群等。这些药物既往更多被用于静脉血栓治疗,可以延长凝血时间,减少血栓形成的风险。而研究表明,在某些情况下,它们也可用于动脉血栓的预防和治疗。

(3)溶栓药物:对已经形成的血栓,在某些情况(如无法进行急诊取栓手术)下,医生可能会使用溶栓药物,如尿激酶、链激酶、组织型纤溶酶原激活剂等。这些药物可以溶解血栓,恢复血液流动,这一方法最好在发病 3 个小时内使用,最晚不超过 6 个小时。

（4）对症治疗：包括止痛、纠正器官衰竭、扩张血管、改善循环等，具体药物种类繁多，在此不做赘述。

请注意，药物治疗需要根据个人病情和医生建议来确定。一些药物可能有不良反应和风险，因此需要遵循医生的用药指导，并定期复查和监测。同时，药物治疗往往与生活方式调整相结合，以达到最佳的治疗效果。与医生进行充分的沟通和合作，是确保药物治疗方案成功和安全的关键。

十二、手术治疗

动脉血栓的手术治疗通常是在严重的血栓形成或血管狭窄的情况下进行，以恢复血液正常流动。经皮动脉介入手术、旁路手术是常见的动脉血栓手术治疗方法。

（1）经皮动脉介入手术：这种介入性手术开始阶段与血管造影类似。医生先在皮肤上切开一个通向动脉的小开口，开口一般位于肱动脉（手腕）或股动脉（大腿根部）处，将造影剂注入血管，然后使用X射线或其他影像技术来观察血管内部的状况，观察完毕后，同样通过动脉开口，采取不同的血管内治疗手段。例如，在狭窄或闭塞的血管内部放置一个膨胀球囊，然后膨胀球囊来扩张血管；或者用导管送入一个支架，在病变处撑开支架，让血管直径变宽，帮助恢复血液正常流动，并减少血栓形成的风险。此外，医生还可能使用特殊的器械，如抽吸器，将血栓从血管内部取出，恢复血液畅通。

（2）旁路手术：在某些情况下，当狭窄或闭塞的血管无法通过介入手术恢复通畅时，医生可能会考虑进行旁路手术，也就是我们熟悉的"搭桥"手术。在旁路手术中，医生会使用身体其他部位的血管或人工血管创建一个新的血流通道，搭起一座血管桥，绕过狭窄或闭塞的血管段，以恢复血液流动正常。

手术治疗具有一定风险，如手术并发症、麻醉风险等，需要在医生的评估和建议下进行。因此,在决定手术治疗之前,医生会根据患者的整体健康状况、血管病变的严重程度以及潜在的益处和风险进行综合评估。建议与医生进行充分的讨论,并遵循医生的建议和指导,这是确保手术治疗成功和安全的关键。

十三、动脉血栓患者的随访周期

动脉血栓患者的随访周期和注意事项可能会因个体情况而异,但通常在治疗开始后,医生会制订一份随访计划以监测病情和治疗效果。在治疗开始后,初始阶段的随访可能会较为频繁,通常为每个月或每两个月一次。一旦病情稳定,随访周期可能逐渐延长,变为每 3 个月或每 6 个月一次。随访周期的调整将根据病情、治疗方案和医生的建议而定。

十四、动脉血栓患者的注意事项

遵循以下事项,有助于降低动脉血栓患者再发风险。

(1)请遵循医生的治疗计划和用药指导。定期复诊,接受必要的检查和检测。注意血压、血糖和血脂的控制,定期测量和监测这些指标,根据医生的建议调整用药和饮食。如果没有医嘱,不可以随意停用抗血小板药物或其他辅助治疗药物。如果出现皮肤黏膜、口腔、粪便或其他任何部位出血,请及时就诊,调整抗血小板治疗方案。

(2)保持健康的生活方式。均衡饮食、定期锻炼,戒烟限酒,如此有助于降低未来再次发生动脉血栓的风险。

(3)注意外伤和手术时的药物变化。动脉血栓患者在面临外伤或需要接受手术时需要特别注意,这是因为此时服用抗血小板药物可能导致外伤后出血不止,或者影响原本计划中的拔牙/手术等。在这些情况下,应及时告知医生自己服用的相关药物,并遵循医生建议,采取预防措施,如暂时停药、延期手术、服用阻断抗凝药物作用的药物等。

(4)注意再次发病的信号。即使已经置入支架,也不能保证以后就高枕无忧了。已经有动脉血栓形成史的患者,在未来仍具有一定的血栓再次形成的风险,需要注意血管事件的早期警示信号。动脉血栓可能在体内多个部位形成,因此患者需要密切关注血管病变的其他部位,如颈动脉、肾动脉、下肢动脉等。请注意任何新的症状或异常,如出现颈部疼痛、呼吸困难、下肢肿胀、胸闷、背部疼痛、头痛、眩晕等,请及时就诊,以免耽误病情。

(5)注意药物相互作用。动脉血栓患者可能需要使用多种药物以治疗不同的疾病,如抗血小板药物、抗凝药物和降脂药物等。患者应注意药物之间的相互作用,并遵循医生建议合理用药。同时,应告知医生正在服用的所有药物,包括处方药、非处方药和营养补充剂等。

请注意,上述是比较宽泛的建议,具体的随访周期和注意事项应根据个体情况和医生的建议而定。定期随访、与医生密切合作是确保疾病管理和预防并发症的关键。及时报告和解决问题,有助于保持良好的健康状态和生活质量。

(上海市静安区大宁路街道社区卫生服务中心　赵洁慧)

第三节　静脉疾病:静脉曲张

一、什么是静脉曲张? 静脉曲张是如何发生的?

静脉曲张实质上是一种静脉功能不全或损伤的表现,为了便于记忆,我们还是以静脉曲张来称呼此类疾病。这是因为静脉血液逆流或静脉阻塞而引起血液回流障碍,或静脉壁薄弱、静脉瓣膜功能受损,导致血液在静脉内瘀滞,静脉腔压力增大而扩张,表现为静脉扭曲、突出。

静脉曲张通常发生在下肢静脉,也可以发生在其他部位,例如食管静脉曲张、精索静脉曲张等,在此主要讨论的是常见的下肢静脉曲张。

下肢静脉血流能对抗重力,向上流回心脏,除了肌关节泵作用外,主要依赖下肢静脉瓣膜向心单向开放功能,向心脏方向引导血流,并阻止逆向血流(见图5－3)[1]。在久站等情况下,会使下肢静脉瓣膜过度承受压力,逐渐松弛,不能紧密关

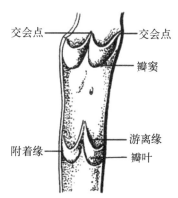

图 5－3 下肢静脉的瓣膜和解剖结构[1]

闭,出现逆向血流冲击和血液反流,静脉压力升高,使管腔扩张、变性,静脉出现不规则膨出、迂曲、隆起,静脉外观变为类似盘踞于腿部的一团"蚯蚓",还可能伴有皮肤瘙痒、色素沉着、脱屑、脂质硬化、溃疡、出血等症状。

二、静脉曲张的发病率

静脉曲张是一种常见的血管疾病。国外有文献报道,大隐静脉曲张的患病率达25％。国内有文献报道,原发性下肢浅静脉曲张在成年人中的患病率为10％,男性和女性的患病率接近,女性的患病率略高[6]。

三、静脉曲张的危险人群

静脉曲张在长时间站立、重体力劳动、久坐者中多见[1],工人、

农民、教师、交通警察等因为工作需要长期站立的人群均是下肢静脉曲张发生的高危人群[6]。

四、如何预防静脉曲张

以下一系列有效预防措施可能对降低静脉曲张风险有帮助。

（1）避免久坐或久站。长时间保持同一姿势会增加静脉曲张风险。如果需要长时间坐着，应定期站起来活动，可走动几分钟等，以促进血液循环。

（2）避免长时间穿着紧身裤或高跟鞋。长时间穿着紧身裤或高跟鞋会增加下肢静脉压力，加重血液回流困难。应选择舒适、合脚的鞋子，并避免长时间穿着紧身裤。

（3）使用弹力袜。弹力袜可以提供适当的压力，促进下肢静脉血液回流。长时间久坐或久站的人群，使用弹力袜或可减少静脉曲张的风险。

（4）抬高腿部。可以间歇性抬高腿部，使之保持高于心脏的水平，有助减轻下肢静脉压力，促进血液回流。

（5）注意坐姿和站姿。坐下时要保持正确的坐姿，避免交叉腿或双腿悬空；站立时尽量重心前移，避免长时间单脚负重。

五、静脉曲张会遗传或传染吗?

静脉曲张的发生与年龄、性别、生活方式等多种因素有关，一些先天性静脉壁薄弱或静脉瓣膜缺陷的情况可以通过基因遗传给下一代，受到后天因素的影响，更容易导致静脉曲张的出现。

静脉曲张也不属于传染病。传染病是由病原体（如细菌、病毒、真菌等）引起的，是可以通过接触、飞沫或其他途径传播给他人的疾病。静脉曲张并非由病原体引起，并且不能通过直接接触传播给他人。

六、静脉曲张患者会出现哪些症状？

静脉曲张患者可能出现的常见症状：

（1）静脉扩张和突起：静脉曲张最常见的症状是下肢浅静脉的蚯蚓状突起、扩张和迂曲，静脉通常呈现为紫色或蓝色；

（2）下肢不适：包括沉重、疲劳、胀痛等感觉；

（3）皮肤变化：主要为相关的足靴区皮肤改变，包括色素沉着、脱屑、湿疹，甚至溃疡形成等[6]；

（4）水肿：静脉曲张可导致液体在组织中滞留，引起下肢水肿。水肿可能始于脚踝周围，逐渐向上蔓延。

需要注意的是，静脉曲张的症状和严重程度因人而异。如果怀疑自己患有静脉曲张，建议及时就诊，由医生进行评估和治疗。

七、就医前需要进行哪些准备？

（1）整理病史。准备好自己的详细病史，包括已有的诊断、治疗记录以及使用过的药物等，有助于医生更好地了解病情。如果此前已经进行过相关检查，如超声波检查、静脉造影等，建议将检查结果带上，以供医生参考。

（2）记录症状。尽可能详细地记录自己的症状，包括出现的时间、频率、严重程度以及皮肤问题等，这将有助医生更准确地判断病情。

（3）准备自己的问题清单。在就医前，准备问题清单，列出自己想问的问题，包括疾病诊断、治疗选择、手术风险等，以帮助自己更好地了解和管理疾病。

（4）穿着方便。选择穿着宽松、舒适的衣物和鞋子，方便医生进行检查和评估。

（5）提前预约。有些医疗机构可能需要提前网络或电话预约,一般选择血管外科或普通外科,也有些医院开设静脉曲张专病门诊,可以按需选择。

八、医生会问哪些问题？如何回答医生的问题？

在静脉曲张患者就诊时,医生可能会问一些相关问题,以了解病情和制订治疗方案,以下列出部分问题,供您参考和准备。

（1）相关症状。请描述相关症状的性质和严重程度。可以详细描述所感受到的不适,如静脉突出、疼痛、水肿、瘙痒等,并说明这些症状的频率和严重程度。

（2）既往疾病。既往是否有其他静脉疾病,如静脉瓣膜缺陷、深静脉血栓等,是否正在接受相关治疗,是否正在服用药物,包括处方药、非处方药或补充剂。

（3）个人史和家族史。个人的工作和生活方式,包括是否与长时间站立或久坐有关,是否吸烟、饮酒等生活方式,是否有家族遗传性疾病病史等。

（4）手术史。是否曾接受过任何静脉曲张的治疗或手术。若接受过相关治疗和手术,应予以说明,包括药物治疗、物理疗法、外科手术等,并说明其效果和持续时间。

九、可能进行哪些检查？这些检查有哪些作用？

除了医生的视诊、触诊外,静脉曲张患者可能会进行超声检查、数字减影血管造影和血液等检查。

（1）超声检查:是评估静脉曲张的常用方法。通过超声波技术可以检查静脉的血流方向和速度、血栓形成情况、静脉瓣膜功能等。检查时,患者需要站立,还可能需要屏气,以明确大隐静脉是否存在反流。

（2）数字减影血管造影（DSA）:是一种显影技术。通过向静脉注射特殊的造影剂,然后进行 X 线检查,以观察血管形态和血流的情况。与超声相比,这种检查在直观性和准确性上具有优势,但是,这项检查是有创伤的检查。

(3)血液检查:可以帮助评估患者的凝血功能、炎症指标等,以排除其他可能的血管疾病。当患者合并血栓性静脉炎时,可以增加血常规、C 反应蛋白、D‑二聚体等检测,以评估感染严重程度、是否存在血栓等。

十、非药物治疗

静脉曲张的非药物治疗主要是指压力治疗,采用弹力绷带、循序减压弹力袜和间歇充气加压装置等,使下肢远端至近端所受的压力逐渐降低,浅表静脉完全萎瘪,促使血液通过深部静脉回流[6],这种治疗方法可以帮助缓解疼痛、减轻水肿,并预防病情进一步恶化。

除了压力治疗外,还有一些辅助疗法可以用于缓解静脉曲张的症状。如锻炼、保持正常体重、腿部抬高休息、避免长时间站立或久坐等,这些措施有助于改善血液循环、减轻症状,并预防静脉曲张的进一步发展。需要指出的是,非药物治疗方法的选择应根据患者的具体情况和病变程度来确定。在进行任何治疗之前,最好向医生咨询,了解适合自己的治疗方案。

十一、药物治疗

静脉曲张的药物治疗主要目的是缓解下肢的各种不适的临床症状,改善静脉功能,促进溃疡愈合。治疗静脉曲张的药物可分为静脉活性药物和其他药物两类[6]。

1. 静脉活性药物

顾名思义,这类药物的作用是给静脉带来"活性",有保护静脉、提高静脉弹性、增加静脉张力、促进静脉回流、提高肌肉"泵"的作用。此外,还有一些药物可以起到抗炎、抗自由基、保护受损组织细胞的作用。

(1)地奥司明。该药可以通过降低静脉扩张性和静脉血瘀滞,促使毛细血管壁渗透能力正常化并增加其抵抗性,发挥增加静脉张力、保护血管的作用,还能减轻静脉周围组织的炎症反应。

(2)七叶皂苷类药物。如七叶皂苷钠的主要作用是抑制毛细血管通透性增加、减轻水肿症状、增加静脉回流、减轻静脉淤血症状、增加血管弹性和张力。

(3)香豆素类。该类药可以降低毛细血管通透性、促进血液循环、增加血液流量,同时通过促进淋巴回流,有效减轻水肿症状。

2.其他药物

其他药物主要包括改善局部血液循环的纤维蛋白降解药物、降低皮肤炎症反应的前列腺素 E1、消炎止痛的非甾体类抗炎药等。

需要注意的是,药物治疗通常用于缓解静脉曲张的症状以改善患者的生活质量,但无法根治静脉曲张。在选择药物治疗时,应根据患者的具体情况和病变程度来确定,并在医生的指导下使用。药物治疗可能会有一些不良反应和风险,需要密切监测和调整。因此,在进行任何治疗之前,最好向医生咨询,了解适合自己的治疗方案。

十二、手术治疗

手术治疗是治疗静脉曲张常用、有效的方法,在病情严重或保守治疗无效时更是如此。一般有开放性手术、静脉消融手术和其他手术方法[5]。

(1)开放性手术治疗。这种手术治疗方法是将曲张的静脉结扎和剥除,是比较彻底的治疗,适用于较严重的静脉曲张。由于手术技术的发展,现在的手术切口可以做得非常小,创伤也非常轻微。

（2）静脉消融手术。这是一种微创手术,可以在局部麻醉下进行。医生在超声引导下,将导管经皮肤穿刺插入曲张的静脉中,然后通过激光、射频、微波等技术,将热能传递给静脉,引起静脉壁收缩、变性,使静脉闭合、粘连、机化和吸收。

除了物理消融技术外,还有一种化学消融技术,将泡沫硬化剂或液体硬化剂注射入静脉,直接破坏静脉内皮细胞,破坏静脉内膜,使其发生粘连和闭合,从而消除或减轻局部的静脉高压。

（3）其他手术方式。根据静脉病变的不同,医生还可能采取其他各种手术方法,如透光直视旋切术、静脉腔内电凝术等,主要目的都是使病变的管腔闭合,阻断曲张静脉血液倒流。

总体而言,手术治疗是一种有效的治疗静脉曲张的方法。然而,每种手术方式都有其适应证和禁忌证,适合的具体静脉病变也不同,因此在决定进行手术治疗之前,建议患者与专业医生进行详细咨询和评估。医生会根据患者的个体情况提供最合适的治疗方案。

十三、静脉曲张患者的随访

随访周期的长短取决于患者的病情和治疗方式。一般来说,在手术治疗后的前几周内,随访的频率可能会更高,随着康复情况的进展,随访间隔可能逐渐延长。一般分别在术后 1 周、1 个月、3 个月、6 个月和 1 年进行随访。然而,也可能因个体差异而有所不同,医生会根据患者的具体情况制订随访计划。

在随访期间,医生通常会进行体格检查,包括观察手术切口愈合情况和检查腿部肿胀状况,以及是否有局部炎症反应或血栓形成的迹象。稳定期医生还可能建议进行超声检查,以评估静脉回流情况和静脉壁的状况。此外,还可能询问并记录患者的症状和疼痛缓解情况,以评估病情改善程度。

十四、静脉曲张患者的注意事项

静脉曲张患者在日常生活中应注意以下事项:

(1)穿着支持性弹力袜:医生通常会建议患者穿着支持性弹力袜,以帮助减轻血管压力并改善血液循环。需要特别指出的是,在接受开放手术或微创消融手术后,患者需要长时间使用弹力绷带或弹力袜,可能长达 24 小时,具体使用方法和时间,请咨询医生;

(2)避免长时间站立或久坐:长时间站立或久坐会导致血液在下肢静脉中积聚,加重静脉曲张的症状。患者应尽可能避免这些姿势,并经常活动腿部肌肉。同时,休息时抬高腿部是缓解静脉曲张症状的有效方法。

(上海市静安区大宁路街道社区卫生服务中心　杨慧)

第四节　静脉疾病:静脉血栓

一、什么是静脉血栓? 静脉血栓是如何发生的?

静脉血栓是指在静脉内形成的血栓,通常发生在下肢的深静脉中,称为深静脉血栓(deep vein thrombosis,DVT)。静脉血栓也可能发生在其他部位的静脉中,如肺栓塞。血栓的具体定义、形成原因和机制,可以参考动脉血栓章节,在此不做赘述。简单地说,静脉血栓形成与血管壁异常、血液成分改变、血流异常这三大要素有关[4]。

静脉血栓形成后,可能阻塞或部分阻塞静脉,造成血液回流障碍,导致局部炎症和水肿等症状。如果血栓脱落并进入肺部,则可能引发肺栓塞,继而可能引起肺部通气功能障碍,引发危及生命的呼吸衰竭。

细数动脉血栓和静脉血栓的不同,主要差异在于血栓的位置、危险因素和治疗方案上。静脉血栓主要发生在深静脉系统中,如下肢深静脉血栓(深静脉血栓形成)、肺动脉分支处的栓子(肺动脉栓塞);动脉血栓主要发生在动脉系统中,如冠状动脉(冠状动脉血栓形成)、颈动脉或大脑动脉(脑动脉血栓形成)等。静脉血栓形成主要与血流异常、血液高凝状态有关,高风险因素包括长时间卧床、骨科大手术、严重创伤患者,以及存在潜在凝血异常的患者;动脉血栓形成则与动脉粥样硬化密切相关,长期高血压、高脂血症、糖尿病的患者具有较高风险。

二、静脉血栓的发病率

静脉血栓是一种常见的血管疾病,其发生率因地区、人群、风险因素、血栓部位而有所变化。例如骨科大手术后的患者一般存在静脉血栓高风险。欧、美洲数据提示,深静脉血栓发生率为 $2.22\%\sim3.29\%$,肺动脉血栓栓塞症发生率为 $0.87\%\sim1.99\%$,致死性和肺动脉血栓栓塞症发生率为 0.30%。亚洲深静脉血栓发生率为 1.40%,肺动脉血栓栓塞症发生率为 1.10%。中国深静脉血栓发生率为 $1.8\%\sim2.9\%$[7]。由此可见,在高风险人群中,静脉血栓的发病率并不低。

三、静脉血栓的危险人群

(1)长时间卧床或久坐不动的人会导致血液在下肢静脉中滞

留,增加了静脉血栓形成的风险。例如,长时间坐飞机的人群,久坐不动就容易形成双下肢静脉血栓,称为"经济舱综合征"。

(2)外科特别是骨科大手术的患者,在治疗过程中需要长时间卧床休息,会增加静脉血流淤滞、血液高凝的可能性。此外,手术本身可能会导致血管损伤,进一步增加了血栓形成的风险。

(3)遭受严重创伤,如骨折或其他骨骼损伤的患者,可能会导致血管损伤,影响血液流动,增加静脉血栓的发生风险。

(4)随着年龄的增长,高龄人群的血管壁弹性减退,活动减少,血液流动性下降,使静脉血栓的风险增加。

(5)孕妇和围产期妇女因为孕期血液循环发生变化,血液更容易出现高凝状态,而分娩后长时间卧床休息也会增加血栓形成的风险,所以盲目"坐月子"并不可取,还是需要按照个人情况适当活动。

(6)有凝血异常的人群,如接受中心静脉置管、人工血管或血管腔内移植物,患有红细胞增多症、巨球蛋白血症、骨髓增生异常综合征的患者,这些异常会使得血液处于高凝状态,增加静脉血栓的风险。

(7)有某些慢性疾病的人,如患有肿瘤、心房颤动、炎症性肠病、严重感染、慢性阻塞性肺疾病、败血症等疾病人群,由于血液循环异常、凝血系统紊乱等因素,更容易发生静脉血栓。

(8)服用避孕药或激素替代治疗的女性,因口服避孕药和激素替代治疗可能导致血液高凝状态,增加静脉血栓的风险。

四、预防静脉血栓的方法

(1)经常活动。避免长时间不动,尤其是长时间卧床或久坐不动者。经常活动腿部肌肉可以帮助血液回流,减少淤血和血栓形成的风险。在长途旅行中,尽量活动腿部肌肉,间隔性地进行抬腿、踮脚尖等简单的活动,同时要保持足够的水分摄入。

(2)使用弹力袜。穿戴适合的医用弹力袜可以适当提供压力,促进血液循环,减少下肢水肿和血栓形成的风险。医生可以根据个体情况,推荐适合的压力级别的弹力袜和穿戴方式。

(3)避免过度用力。长时间举重或过重的体力活动可能会增加静脉内的压力,避免因过度用力而加重血液循环不畅和静脉血栓的风险。

(4)保持一定的水分摄入。保持充足的水分摄入,有助于血液稀释,减少血液凝结的风险。

(5)穿宽松舒适的衣物。避免穿着紧身衣物或高跟鞋,这些都可能会限制血液流动,增加静脉压力。

(6)如有需要,使用抗凝药物预防。对于高危人群,如严重创伤和手术患者或存在凝血异常者,医生可能会建议使用抗凝药物以减少血栓形成的风险。使用抗凝药物需要在医生的指导下应用。

五、静脉血栓会遗传或传染吗?

静脉血栓(深静脉血栓)一般不会遗传或传染。静脉血栓形成通常与多种因素的综合作用有关,包括血管壁损伤、血液高凝状态和血流淤滞等。这些因素可以是先天的,也可以是后天的,如环境和行为习惯等因素。

某些遗传性凝血异常,如遗传性蛋白C缺陷症,可能导致患者出现原因不明的反复发作血栓,这些遗传因素并不是直接导致血栓形成的原因,而是个体在遭受其他诱因时更容易发生血栓形成,对有家族史的人群,需要重视预防和早期筛查血栓的形成。

静脉血栓不是一种感染性疾病,不会通过接触、空气传播或其他传染途径传播给他人。但罹患感染性疾病如败血症等,可能会增加静脉血栓的风险。

六、静脉血栓患者会出现哪些症状?

静脉血栓根据血栓部位不同,患者可能会出现不同的症状[4]。

(1)血栓形成可导致局部肿胀、疼痛。例如,一侧下肢静脉血栓可以导致下肢淤血,造成患侧腿部明显肿胀,较对侧增粗明显。患者会感到腿部疼痛、胀痛或不适,这种疼痛通常是持续性的。病变严重的患者还可能出现皮肤发热,静脉充血突出等。

(2)血栓远端血液回流障碍,可出现远端水肿、胀痛、皮肤颜色改变等。

(3)血栓脱落后,栓塞血管引起相关脏器功能障碍。例如,肺栓塞患者可能出现呼吸困难、乏力、气促、胸痛、咳嗽咯血等;肠系膜上静脉血栓形成,可使患者出现腹部不适、便秘或腹泻等前驱症状,数日至数周后可突然出现剧烈腹痛、持续性呕吐、呕血和便血等[1]。

需要注意的是,有些患者可能没有明显的症状或仅有轻微的症状。因此,如果怀疑有静脉血栓的可能性,尤其是存在明显的危险因素或病史的情况下,建议尽早就医进行确诊和治疗。

七、就医前需要进行的准备

(1)收集病史信息。整理自己的病史,包括已有的诊断和治疗记录,以及家族中是否有类似疾病史。这些信息有助医生了解你的病情,并做出正确的诊断。

(2)记录症状和体征。尽可能详细地记录自己的症状和体征,包括疼痛的部位、程度、持续时间,是否有肿胀、红肿流液等,以及症状持续时间和缓解因素等。这些信息对医生非常重要,有助确定是否存在静脉血栓。

（3）带上相关检查报告和影像资料。如果之前已经进行过相关的检查和影像学检查（如超声、CT 扫描等），最好带上相关的报告和影像资料，以便为医生提供参考。

（4）带上相关药物清单。列出自己正在服用的所有药物（包括处方药、非处方药和补充剂），包括药物的名称、剂量和用法，有助于医生了解你的药物治疗情况，并避免潜在的药物相互作用。

（5）准备问题清单。提前准备好自己想问的问题，以便在就医时向医生咨询，这样可以更好地了解自己的病情、治疗方案和预后等。

（6）预约就诊。根据医院设置科室不同，静脉血栓患者可能需要预约外科、血管外科就诊。

八、医生会问哪些问题？如何回答医生的问题？

（1）症状。医生可能会询问患者是否有腿部疼痛、疲劳、肿胀、酸胀感或痒等症状。描述症状时，患者可以详细说明疼痛的性质、部位、程度和持续时间。

（2）病史。医生可能会询问是否有静脉曲张的病史、家族中是否有类似疾病的先例，是否有其他相关疾病如炎症性肠病、肿瘤等。

（3）个人史。医生可能会询问日常生活和工作情况，了解是否有长时间站立、久坐不动、重体力劳动等，这些因素都可能加重静脉曲张的症状。

（4）药物和治疗情况。医生可能会询问是否正在服用任何药物，尤其是与血液凝块有关的药物，如抗凝剂。医生还可能询问是否曾接受任何可能与增加静脉血栓风险相关的手术，包括骨科大手术、自然分娩和剖腹产等。

回答医生的问题时,要保持诚实、客观和准确,应尽量提供准确、详细和完整的信息,不要隐瞒任何症状或重要的病史。请尽量清楚地描述症状的性质、部位和程度。如疼痛的性质是刺痛、隐痛还是胀痛,疼痛是局限于某个区域还是广泛分布的,疼痛程度是轻微、中等还是剧烈等。请仔细描述新出现症状的详细信息,以及症状是否恶化,是否会影响日常的生活和工作,是否需要特殊处理等。

如果家族中有类似疾病的病例,应尽量提供相关信息,包括本人和家属的关系、疾病的类型和治疗情况等。如果正在接受药物治疗,应告知医生药物的名称、剂量和用法。如果忘记了药物的具体信息,可以带上药物的包装。

九、可能进行哪些检查？这些检查有哪些作用？

当患者出现静脉血栓的症状或疑似症状时,医生可能会建议进行一些检查以便诊断和评估。

（1）超声检查：是诊断静脉血栓最常用的无创方法。超声检查可观察血管内部的血流情况,可以检测出是否存在血栓。但需要注意的是,超声检查往往只能检测出无遮挡部位（如双下肢静脉）的血栓,对于位于人体深处的血栓,如肺静脉血栓,则需要更多的检测手段。

（2）其他影像学检查：计算机断层扫描（CT）可以提供详细的影像图像,帮助医生检测静脉血栓是否存在以及血栓的位置,并评估其严重程度。如果显示不够清晰,还可以在检测前往血管中注射造影剂以增加对比度,明确血管中是否存在血栓。除了CT扫描外,医生还可能会使用其他影像学检查方法如核磁共振成像或放射性同位素扫描以评估血栓的位置和范围。对怀疑肺动脉栓塞的患者,肺血管造影是常用的检查方法。

（3）D-二聚体测定：D-二聚体是一种体内产生的血液蛋白，当血栓形成时，体内的 D-二聚体水平会升高。血液中 D-二聚体的浓度，可以作为静脉血栓的间接指标。

（4）凝血功能：通过检测凝血功能相关指标，如凝血酶时间、部分凝血活酶时间等，可以评估患者的血液凝固功能，判断是否存在凝血异常。

（5）其他血液测试：如 C-反应蛋白、血小板计数、血气分析等，有助评估患者的炎症和凝血状态、是否存在缺氧等。

（6）其他辅助检查：如心电图、胸部 X 线等，目的是评估是否存在肺栓塞引起心和肺的病变。

以上是静脉血栓一些常见的检查方法，具体的检查方法选择和进一步诊断，医生需要根据患者的症状、病史和临床判断等综合考虑多个因素做出诊断，并制订适合患者的治疗方案。

十、非药物治疗

静脉血栓的非药物治疗方法包括卧床休息、抬高患肢，适当使用利尿剂，以减轻肢体肿胀。在大手术后应用足底静脉泵、间歇充气加压装置及梯度压力弹力袜等，利用压力促使下肢静脉血流加速，减少血液淤滞，降低静脉血栓风险，非药物治疗通常需要与药物治疗相结合，以达到更好的治疗效果。

十一、药物治疗

静脉血栓的药物治疗目的分为预防血栓形成和治疗现有血栓两大类，主要方法是抗凝治疗。医生会首选普通肝素和低分子量肝素治疗已形成的静脉血栓，促使其溶解，注射疗程一般不宜超过10 日[4]。长期抗凝以华法林口服为主，也可考虑新型口服抗凝药物如利伐沙班、阿哌沙班等。这些药物通过影响凝血系统的一些关键因子,如凝血酶生成、血栓蛋白生成等来抑制血栓的形成和发展。需要注意,即使对静脉血栓极高危的人群,也需要充分权衡患者的血栓风险和出血风险的利弊,合理选择抗凝药物。对出血风险高的患者,只有当预防血栓的获益大于出血风险时,才考虑使用抗凝药物。

十二、手术治疗

手术治疗在某些情况下可以用于处理严重的静脉血栓症状或并发症。尽管如今有许多非手术治疗方法,但手术仍然是一种有效的干预方式,包括取栓术和经导管直接溶栓术。

(1)取栓术。手术过程中,医生会切开患者的静脉,切除血栓,随后在血栓切除部位放置一个过滤器,以防止血栓脱落随血液循环进入肺部。

(2)经导管直接溶栓术。这种手术与动脉血栓的急诊介入治疗类似,通常适用于血栓较小且较新鲜的情况。手术中,医生在超声引导下穿刺相应静脉,将溶栓导管置入血栓内,通过导管的侧孔,持续脉冲式注入溶栓药物,与血栓充分接触,使溶栓效果更好,同时降低出血和并发症的发生率[1]。

手术治疗对于严重的静脉血栓症状或无法通过其他治疗方法缓解的患者是必要的。然而,手术治疗也存在风险,包括手术创伤、感染和出血等。因此,在决定手术治疗之前,医生通常会评估患者的整体健康状况和手术风险,并与患者充分讨论利弊。

十三、静脉血栓患者的随访周期

静脉血栓的随访周期可根据患者的具体情况和治疗方案而有所不同。初次诊断后,通常会有更频繁的随访,如每2～4周一次以监测治疗效果和病情变化;病情稳定后,随访周期可以延长至数月一次。

十四、静脉血栓患者的注意事项

（1）按时服用药物。如果您的医生处方抗凝药物，请按照医嘱准时服用，华法林服用者需要定期复查凝血功能如国际标准化比值（INR），并确保在一定的治疗范围，以保持稳定的血凝状态，确保药物的疗效和安全性。如果服用的是新型口服抗凝药如利伐沙班、阿哌沙班等，可能无须频繁地检测血液，但仍需按照医嘱定期复诊。

（2）注意病情变化，预防再发。静脉血栓患者有复发的风险。因此，需要遵循医生的建议，采取预防措施，如继续服用药物、避免久坐或久站、应用弹力袜、抬高患肢等，以减少血栓再发的风险。患者需要密切注意自己的身体状况，包括是否出现肢体肿胀、疼痛、脉搏异常或呼吸困难等，如有异常，请及时就医。

（3）适度运动。根据医生的建议，适度参与体力活动，避免久坐或久站，有助于促进血液循环。尽量避免剧烈运动、碰撞或受伤，因为损伤可能导致出血或血栓移位。

（上海市静安区大宁路街道社区卫生服务中心　赵洁慧）

第五节　动　静　脉　瘘

一、什么是动静脉瘘？动静脉瘘是如何发生的？

人体的静脉和动脉之间存在一大片毛细血管网。在正常情况下，动脉将含氧的血液输送到人体组织中的毛细血管网，逐渐释放携带的氧气，血液接着进入静脉变为静脉血，静脉血将含有代谢废物的血液从组织带回心脏。当动脉和静脉之间出现不经过毛细血管网的异常直接连接时，就形成了动静脉瘘（arteriovenous fistula，AVF）[1]，使得动脉血液可以直接进入静脉，绕过了毛细血管床，导致血液在血管间过快地流动。

1. 动静脉瘘分类

动静脉瘘可以发生在不同部位，最常见的部位是四肢。一般动静脉瘘可以分为先天和后天两类。

（1）先天性动静脉瘘：是指出生时就存在的动静脉异常连接，是由于血管发育异常所致。

（2）后天性动静脉瘘：在出生后，由于创伤、手术、血管穿刺、血管疾病、血管炎症等形成的动静脉异常连接。

2. 动静脉瘘的影响

（1）静脉压力升高，血液流速增快：由于动脉血液直接注入静脉，血液流速增加，导致静脉扩张、管腔变厚、静脉瓣膜关闭不全、血流负担增加。过快的血液流动可导致静脉淤血和曲张，使静脉变得扩张、扭曲和突出。

（2）血流分配失调：由于动脉血液绕过了毛细血管床，导致与该区域相关的组织缺乏足够的血液供应，也就是远端组织出现缺血。

（3）影响全身血液循环：由于远端组织缺血，心脏会更努力地跳动以维持有效的血液循环，当心脏持续"过劳"，就可能出现心力衰竭。

二、动静脉瘘的发病率

动静脉瘘可以发生于全身各处存在动静脉的部位，根据病变部位不同，动静脉瘘的发病率存在较大差异。以四肢的动静脉瘘最为常见[1]，而肺部的动静脉瘘相对少见，发病率为 2/10 万～

3/10万[8]。而脑部的动静脉瘘发病率则更低,据文献报道,在0.89例/(10万人·年$^{-1}$)～1.34例/(10万人·年$^{-1}$)不等[9]。

三、动静脉瘘的危险人群

动静脉瘘可以发生在任何人身上,根据病变部位不同,风险因素也各不相同,下面列举几类可能存在较高风险的患者。

(1)经过血管穿刺或手术的患者。血管穿刺和手术可能引起血管损伤,增加动静脉瘘的风险。

(2)外伤累及血管的患者。外伤可能导致血管损伤,增加动静脉瘘风险。

(3)慢性肾脏病患者。与其他患者不同,这类患者在进入终末期肾脏病(尿毒症)阶段时,需要接受主动的动静脉瘘成形术,为接下来的血液透析做准备。

需要注意的是,尽管以上人群可能具有动静脉瘘的相关风险因素,但动静脉瘘在其他人群中也可能发生。如果你认为自己可能属于上述人群,或者存在动静脉瘘可能,请咨询专业医生进行详细的评估和诊断。

四、如何预防动静脉瘘?

动静脉瘘的预防主要涉及下面几个方面:

(1)避免外伤。尽量避免可能导致血管损伤的活动;

(2)规范地进行血管穿刺和手术。在进行血管穿刺或手术时,确保由专业医生操作,并严格遵循消毒和无菌操作的要求,这将有助减少血管损伤和动静脉瘘的风险;

(3)遵循医生的建议。对存在肾脏疾病或其他与动静脉瘘相关疾病的患者,应该遵循医生的建议进行治疗和管理。定期进行相关检查和随访,以保持疾病稳定,预防并发症发生。

请注意,具体的预防策略可能因患者个体情况不同而有所不同。如果你有动静脉瘘的特定风险因素或疑虑,建议咨询专业医生以接受个体化的预防指导和建议。

五、动静脉瘘会遗传或传染吗?

动静脉瘘通常不会遗传或传染给其他人。先天性动静脉瘘虽然与胚胎发育过程中的异常形成有关,但很少与遗传因素相关,大多数情况下,它是孤立存在的。

后天性动静脉瘘通常因外伤、手术、血管穿刺或其他血管损伤引起,不会通过遗传或传染途径传给其他人。

六、动静脉瘘患者会出现哪些症状?

动静脉瘘患者的症状和体征可能因其位置、大小和个体差异而有所不同。以最常见的四肢动静脉瘘为例,可能出现以下症状:

(1)可见的血管扩张。在动静脉瘘部位,可能出现明显的血管扩张或隆起,形成突出的血管结节,可能伴有色素沉着、湿疹、溃疡等;

(2)异常的血流噪声。与正常血流相比,动静脉瘘引起的异常血流类似河流中的"旋涡",可能产生连续的血管噪声。将听诊器放到动静脉瘘旁边时,会听到"嗡嗡""刷刷"或其他类似的杂音,用手触摸还可能感觉到震动;

(3)血管压迫症状。较大的动静脉瘘可能会压迫周围组织或器官,导致相应的症状,如疼痛、肿胀、组织肥厚、皮肤颜色变化等;

(4)血流量异常。动静脉瘘可以导致动脉血流向静脉转移,从而导致周围血管的血流量异常增加,可能出现局部组织缺血、溃疡、水肿甚至组织坏死;

（5）心功能不全。如果动静脉瘘较大，还可能让心脏为了输出更多的血液而加快跳动，导致心血管系统负担增加，患者出现心悸、气促、双下肢水肿等心功能不全症状。

需要指出的是，动静脉瘘的症状和体征可能因个人差异而有所不同，部分患者可能没有明显的症状。如果你怀疑自己可能患有动静脉瘘，建议咨询医生进行全面的评估和确诊。

七、就医前，患者需要进行的准备

动静脉瘘患者在就医前，可以考虑进行下面的准备措施。

（1）收集相关资料。整理和收集与病史、症状和治疗有关的资料，包括过去的医疗记录、诊断报告、放射影像结果等。这样可以帮助医生更好地了解您的病情。

（2）列出症状和问题。在就诊之前，可以事先准备一个症状和问题的清单。列出主要症状、病情进展、影响生活质量的问题等，将有助确保你在与医生交流时不会遗漏重要信息。

（3）定期用药记录。如果你正在服用任何药物，建议制作一份定期用药记录，包括药物名称、剂量和使用频率。这对医生了解你的药物治疗情况很重要。

（4）准备问题：为了更好地了解病情和治疗选择，可以事先准备一些问题。这些问题可以与诊断、治疗选项、预后和生活方式调整等有关。与医生进行面对面问诊时，确保问题都能得到解答。

（5）遵循相关医疗指示。医生可能会要求进行一些特定的准备。例如，进行一些血液检查，可能需要禁食；进行血管造影检查，可能需要停用某些药物等。请按照医疗要求进行准备。

（6）预约就诊。根据不同医院科室设置不同，动静脉瘘患者可能需要预约血管外科或普通外科就诊，具体请咨询当地医院，并做好预约。

八、医生会问哪些问题？如何回答医生的问题？

在动静脉瘘患者就诊时,医生可能会问一系列问题,以了解病史、症状和相关情况。以下是一些常见的问题。你可以对照问题,准备答案。

（1）你有什么症状？请详细描述目前的症状和不适。例如,是否有血管扩张、血管搏动感、疼痛、肿胀、皮肤变化、溃疡等。

（2）你首次注意到症状是什么时候？请提供有关症状出现的时间、频率和持续时间的信息。

（3）有没有任何诱因与症状出现有关？是否有外伤、手术、血管穿刺等可能导致动静脉瘘的事件或情况？

（4）你是否有其他相关的医疗问题或疾病,是否有高血压、心脏病、肾脏疾病、动脉硬化等疾病,以及其他可能与动静脉瘘有关的病史？

（5）家族中是否有亲属存在动静脉瘘的情况？如果家族中有任何遗传疾病病史,请告知医生。

（6）你是否正在接受任何治疗？请告知医生目前正在接受的任何药物治疗、手术治疗或其他治疗。

（7）你是否有药物或食物过敏？这包括对任何食物、药物、麻醉剂或造影剂的过敏。

在回答医生的问题时,尽量详细、准确地描述症状、病史和相关情况。提供具体的时间、频率和持续时间信息,以及任何与症状有关的诱因或触发因素。如果您不确定如何回答或是否有遗漏的信息,可以随时向医生提问或寻求进一步解释。

可以考虑准备一份清单或笔记,以防遗漏重要信息。与医生建立良好的沟通,并配合医生的要求和指示,以便获得准确的诊断和适当的治疗。

九、可能进行哪些检查？这些检查有哪些作用？

在动静脉瘘患者就诊时,医生可能会根据症状和体征,进行一系列检查以评估病情和制订适当的治疗计划。下面是一些可能要进行的检查,以及它们的作用。

（1）体格检查。医生会检查动静脉瘘部位,评估血管扩张的程度、血流杂音、周围组织的受压情况等,以判断动静脉瘘的严重程度和对周围组织的影响。

（2）影像学检查。常见的影像学检查包括血管超声检查、CT扫描、磁共振和血管造影等。这些检查可以提供有关动静脉瘘的详细信息,如病变部位、大小、形态、血管扩张的范围等,但是具体细节方面存在差异。例如,血管造影不仅能够提供病变的确切位置,显示精细的血管结构,而且可以清楚地了解病变的范围及严重程度,特别是在明确诊断的同时还可根据临床需要行病灶相关血管的栓塞治疗[10]。但这是一种有创伤的检查,所以医生在选择检查方案时会权衡利弊,根据患者情况做出个体化选择。

（3）血液检查。通过血液检查,医生可以评估患者的血常规、肝肾功能、凝血功能等是否正常,以了解身体的整体状况,并评估手术风险。

（4）其他特定检查。根据具体情况,医生可能还会要求患者进行其他特定的检查,如心电图、心脏超声、肺功能测试等,以评估患者的心肺功能和全身状况。

通过这些检查,医生可以更全面地了解动静脉瘘的情况,并评估其对身体的影响。这些检查结果还有助制订个性化治疗计划,包括手术治疗、介入治疗、药物治疗等。每个患者的具体检查需求会有所不同,医生会根据情况进行相应的检查。

十、非药物治疗

对于较小的动静脉瘘,医生可能会尝试压迫治疗。通过施加外部压力或使用弹性绷带等措施,减少血流通过动静脉瘘,促使其闭合。压迫治疗可能需要持续一段时间,以确保动静脉瘘完全闭合。

十一、药物治疗

药物治疗并不是动静脉瘘的常规治疗方法,这是因为药物很难直接作用于动静脉瘘本身。在某些情况下,药物可能会用于控制相关症状或减轻并发症。例如,动静脉瘘导致疼痛,可以使用镇痛药物来缓解疼痛症状,常用药物有非甾体抗炎药布洛芬、对乙酰氨基酚等。动静脉瘘可能增加血栓形成的风险。在某些情况下,医生可能会使用抗凝药物,如华法林、肝素或新型口服抗凝药物,以减少血栓形成的风险。

十二、手术治疗

手术是治疗动静脉瘘的常见治疗手段,图 5-4 所示为一些常见的手术治疗方法。

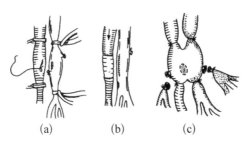

(a)　　　　　(b)　　　　　(c)

图 5-4　动静脉瘘的几种手术方法[1]

(a) 瘘切除,直接修补动脉和静脉;(b) 瘘切除,动脉采用血管移植,静脉直接修补;(c) 四头结扎术

（1）血管结扎和切除：是一种常见的手术方法。通过将异常的动静脉连接进行结扎和切除，从而阻断异常的血流通道。该手术需要在手术室进行，并由经验丰富的外科医生操作。

（2）血管重建手术：某些较大的动静脉瘘，或是复杂或位于敏感部位（如脑部）的病变，可能需要进行血管重建手术。医生会利用自体或异体血管移植物进行修复，以恢复受影响区域的正常血流。

（3）介入治疗：是一种创伤较少的修复方法。医生可能会在患者的大腿手臂血管处插入导管，在导管内借助导引钢丝送入器械，在血管内部进行修复，或借助封堵伞封住动静脉瘘口，而无须进行开放性手术。这种介入手术通常在放射科或血管介入室中进行，并由经验丰富的介入放射医生操作。

手术治疗的选择，取决于动静脉瘘的位置、大小、严重程度以及患者的整体情况。医生会根据具体情况做出评估并制订最合适的手术方案。手术治疗通常需要在专业的手术室进行，并需要一定的恢复期。在手术前，医生会与患者详细讨论手术的风险、益处和预期效果，并提供相关的术前和术后指导。重要的是，手术治疗应在医生的指导下进行，并与医生保持密切的随访和沟通。

十三、动静脉瘘的随访

动静脉瘘患者的随访周期和注意事项会因个体情况和治疗方案的不同而有所不同。以下是一些随访建议。

（1）随访周期。动静脉瘘患者需要定期进行随访，以监测病情和评估治疗效果。随访周期通常由医生根据患者的具体情况决定，可以是数周或数月一次。初次手术治疗后，随访频率可能会更加密集，之后可能逐渐减少。

（2）随访过程。在随访期间，医生会对患者进行体格检查，包括观察动静脉瘘情况、血流噪声、周围组织变化等，以评估动静脉瘘的闭合程度和任何并发症的出现。根据病情不同，医生可能会定期安排影像学检查或血液检查，这些检查可以提供关于动静脉瘘的详细信息，以评估治疗效果和检测任何复发或进展的迹象。

十四、动静脉瘘患者有哪些特殊注意事项？

动静脉瘘患者（无论是否接受手术）需要注意的一些特殊注意事项如下：

（1）避免任何可能导致动静脉瘘损伤或感染的活动。患者应避免剧烈活动、提重物、压迫动静脉瘘区域或穿戴过紧的衣物及手表等，避免在动静脉瘘附近进行注射或静脉采血；

（2）避免血栓形成。动静脉瘘患者可能存在血栓形成的风险。为了减少这种风险，患者应遵循医生建议的抗凝治疗计划，遵守服药规定，并按时复诊进行凝血功能的监测，对于服用华法林的患者尤为如此（需要定期监测凝血功能）。如果患者服用的是新型口服抗凝药，如利伐沙班、达比加群等，则可以相应减少检测频率；

（3）注意感染风险。动静脉瘘区域容易受到感染。因此，患者应保持动静脉瘘区域的清洁和干燥，并遵循医生的指导进行伤口护理。如果出现任何发热、红肿、疼痛或渗液，都应及时就诊；

（4）饮食调整。根据患者的具体情况，医生可能会建议适当调整饮食，肾功能不全患者更是如此。患者需要遵循医生或营养师的建议，限制某些食物或调整饮食结构；

（5）心理支持。动静脉瘘可能对患者的身体形象和心理产生影响。患者可能感到焦虑、自卑或抑郁。在这种情况下，寻求心理支持和咨询可能是有益的，可以帮助患者应对和适应这一情况。

（上海市静安区大宁路街道社区卫生服务中心　赵洁慧）

第六节　脑血管意外后认知
功能障碍

一、什么是脑血管意外后认知功能障碍?

脑血管意外后认知功能障碍(post-stroke cognitive impairment,PSCI)是指在患有脑卒中(缺血性脑卒中、脑出血或蛛网膜下腔出血)后的 3~6 个月内,发生的认知功能障碍[11]。

(1)不符合痴呆诊断标准的脑卒中后的认知功能障碍,包括记忆力、执行功能、注意力、语言能力、视空间能力的下降,影响患者的生活质量。

(2)脑卒中后痴呆。脑卒中后认知功能障碍与脑卒中后残疾、生活缺乏独立性和死亡密切相关,给患者及家属带来了较大的生理和心理负担[12,13]。

二、脑血管意外后认知功能障碍的发病率

据报道,大约有 10% 的患者在第一次脑卒中后不久出现痴呆症状,20% 患者则在脑卒中后 10 年内发生了痴呆。一项涵盖了 1995 年至 2017 年的系统性回顾研究表明,不符合痴呆诊断标准的脑卒中后认知功能障碍的患病率甚至更高(患病率约为 38%)[14]。总体上,高达三分之二的脑卒中幸存者在脑卒中后 5 年内出现脑卒中后认知功能障碍[15]。

三、脑血管意外后认知功能障碍的危险因素

(1)脑血管病危险因素及脑卒中前脑部病变:脑血管病危险

因素如年龄、高血压、糖尿病、高血脂、心血管疾病、吸烟、饮酒、缺乏锻炼、肥胖等,脑卒中前脑部病变包括脑小血管病变和神经退行性疾病亦为脑卒中后认知功能障碍的关键危险因素。

（2）脑卒中的特点：严重或复发性脑卒中、出血性和心源性脑卒中、脑叶卒中更容易导致脑卒中后认知功能障碍。

（3）遗传因素：如 APOE ε4 基因型可影响脑卒中后认知功能的发展。

（4）其他因素：社交活动减少、抑郁症和心理因素与脑卒中后认知功能障碍密切相关。

四、脑血管意外后认知功能障碍的预防

（1）控制脑血管病危险因素：包括控制血压、血糖和血脂水平在正常范围。

（2）注意药物治疗：目前对于他汀类药物治疗的效果尚不明确,而双抗血小板治疗也并不推荐,因为其可能增加出血风险而对脑卒中后认知功能障碍无益。

（3）保持健康的生活方式：如戒烟、限制饮酒、均衡饮食以及定期锻炼。另外,接受定期体检并及时治疗慢性疾病也是预防脑卒中后认知功能障碍的重要手段。建议通过美国心脏协会提出的 Life's Simple 7 的健康指标(不吸烟、规律体力活动、健康饮食、正常体重指数、血压、胆固醇及空腹血糖值)以维持最佳的大脑健康状态。

五、脑血管意外后认知功能障碍是否会遗传或传染

目前没有证据表明脑卒中后认知功能障碍会通过遗传或传染的方式传播给他人。然而,家族遗传因素可能会增加个体患脑卒中后认知功能障碍的风险。

六、脑血管意外后认知功能障碍患者会出现的症状

脑卒中后认知功能障碍的症状包括急性脑卒中后 3～6 个月出现的症状。

（1）注意力不集中：患者可能会感到难以集中注意力，容易分心或忽略周围的事物，影响日常生活和工作。

（2）执行功能障碍：包括难以规划和执行任务、做决策困难，以及组织和管理时间的挑战。

（3）记忆力下降：患者可能会出现记忆力减退，包括难以记住新的信息或事情，以及忘记过去的经历或日常任务。

（4）语言障碍：部分患者可能会出现语言障碍，包括失语症或语言表达能力受损，使得交流和沟通变得困难。

（5）视空间能力障碍：有些患者可能会出现对空间的感知问题，导致在导航、判断距离和空间关系方面出现困难。

注意力困难和执行功能障碍为脑卒中后最常见的认知功能障碍，但在脑卒中后 3～6 个月可能会有所改善。

七、就医前，需要进行的准备

（1）了解症状。了解脑卒中后认知功能障碍可能出现的症状是很重要的。这些症状包括以上所述说的，如果你或你的家人有这些症状，及早就医是关键。

（2）记录症状。在就医前，尽量详细记录你的症状，包括症状出现的频率、持续的时间以及是否有明显的加重或减轻。这可以帮助医生更准确地评估你的状况。

（3）整理病史。在就医前，准备好病史资料，包括过去的就诊记录、手术病史、药物使用情况及家族史等。这些信息对医生诊断和制订治疗方案非常重要。

（4）准备问题。可以提前准备一些问题。例如，关于病情的了解、可能的诊断和治疗方案等方面的问题。这样可以确保在就医时不会漏掉重要信息。

（5）寻找支持。面对可能的脑卒中后认知功能障碍，寻找家人、朋友或其他患者组织的支持是重要的。他们可以提供情感支持和实用建议，帮助你或家人更好地应对疾病。

通过这些准备工作，你可以更好地应对脑卒中后认知功能障碍，与医生合作，制订适合自己的治疗和康复计划，提高生活质量并更好地应对挑战。

八、医生会问哪些问题？如何回答医生的问题？

如果你怀疑自己或家人患有脑卒中后认知功能障碍，在就诊时医生可能会问以下几方面的问题。

（1）症状描述。医生可能会询问你或家人所注意到的任何症状，包括记忆力下降、注意力不集中、语言障碍、执行功能障碍等。你可以详细地描述这些症状出现的频率、持续时间和影响程度。

（2）脑卒中史及相关病史。医生可能会询问你或家人是否曾经有过脑卒中或其他相关脑血管疾病，以及过去的健康状况、手术历史、药物使用情况等。

（3）生活方式和日常活动。医生可能会询问你的生活方式和日常活动，包括饮食习惯、锻炼频率、社交活动等。这些信息有助医生评估你的整体健康状况。

（4）家族史。医生可能会询问你家族中是否有人患有脑卒中或认知功能障碍，以及其他相关遗传因素。

（5）药物使用。医生可能会询问你目前正在使用的药物，包括处方药、非处方药以及补充剂。这些药物可能会影响你的认知功能。

回答医生的问题时,你应尽量详细地描述症状和病史,包括症状出现的时间、频率和持续时间。如果有不确定或不清楚的地方,可以诚实地告诉医生,并尽量提供准确的信息。与医生合作,共同探讨病情和治疗方案,可以更好地帮助你应对可能的脑卒中后认知功能障碍。

九、可能进行哪些检查? 这些检查有哪些作用?

(1)神经系统检查。医生可能会进行神经系统检查,包括检查视力、听力、反射、平衡和协调等方面,以评估大脑和神经系统的功能状态。

(2)血液检查。血液检查可以评估患者的血糖水平、血脂水平等,排除其他可能影响认知功能的因素,如糖尿病或高脂血症。

(3)认知功能评估。医生可能会使用各种认知评估工具,对记忆力、注意力、执行功能、语言能力和空间感知等进行评估,以了解认知功能受损的程度。

(4)影像学检查。包括 CT 扫描、MRI、血管超声和脑血管造影等影像学检查,可以帮助医生观察脑部结构和血管情况,检查是否存在脑血管病变或损伤。

这些检查的作用是帮助医生全面评估患者的状况,确定认知功能受损的程度和原因,并制订相应的治疗和康复计划。通过这些检查,医生可以更准确地诊断和治疗脑卒中后认知功能障碍,帮助患者尽早恢复并提高生活质量。

十、药物治疗[15]

(1)目前尚无特定药物被批准用于治疗脑卒中后认知功能障碍。

(2)胆碱酯酶抑制剂(如加兰他敏或多奈哌齐)在脑血管性痴

呆患者中进行了一些试验,但针对脑卒中后认知功能障碍的试验较少。这些试验结果并不明确。

(3) 一些研究表明,多奈哌齐和加兰他敏可能有助于改善认知功能,但效果可能不显著。

十一、非药物治疗

(1) 认知康复。基于重新学习补偿性策略的干预,已在小型研究中显示一定效果。然而,由于缺乏方法学上健全的试验,认知康复干预的益处仍存在不确定性。

(2) 一些研究表明,非侵入性脑刺激可能会短暂改善脑卒中后认知功能,但需要更多研究来全面评估其治疗效果。

十二、其他治疗

脑血管意外后认知功能障碍的治疗计划应综合考虑合并症,如行为和心理症状(焦虑、抑郁等),并提供患者和照护者相应支持,最大限度地提高患者的独立性。

十三、脑血管意外后认知功能障碍的随访[11]

1. 随访过程

脑卒中后认知功能障碍的随访是为了帮助患者维持或改善认知功能,并监测病情变化。在随访过程中,医生可能会做的工作如下:

(1) 定期检查和评估。医生会定期进行认知功能的评估,以了解患者的病情变化。包括一系列的认知测试,如记忆力、注意力、语言能力等方面的测试;

(2) 调整治疗方案。根据患者的病情变化和治疗效果,医生可能会调整药物治疗或非药物治疗方案,以更好地控制症状和提高生活质量;

（3）指导生活方式。医生会向患者和家属提供关于健康生活方式的建议，包括饮食、锻炼、社交活动等，以促进认知功能的恢复和保持；

（4）提供支持和教育。医生会提供心理支持和教育，帮助患者和家属更好地理解疾病，应对挑战，并寻找应对策略；

（5）检测合并症。医生会密切监测患者是否出现合并症，如抑郁、焦虑等心理健康问题，以及其他与认知功能障碍相关的并发症。

通过定期随访，医生可以及时了解患者的病情变化，制订个性化治疗计划，并提供必要的支持和指导，帮助患者更好地管理脑卒中后认知功能障碍，提高生活质量。

2. 特殊注意事项

（1）家庭安全。在家庭环境中，脑卒中幸存者可能会面临行动能力受限和沟通困难等问题。建议采取相应措施，如提供适当的行动辅助设备、在浴室安装扶手或加高马桶座，以及建立个人紧急系统，简化获取即时帮助的途径。

（2）重返工作。认知功能与脑卒中后重返工作之间存在一定的关联。对脑卒中前未就业或脑卒中后重返具有智力要求工作岗位的人群，认知功能下降的风险更高。认知或职业康复可能有助于促进患者重返工作。

（3）驾驶。驾驶能力对生活质量有重大的影响，可能对工作或社交活动至关重要。脑卒中后约三分之一患者需要一定类型的培训或康复，提升注意力和执行功能，才可能重返驾驶。

（上海交通大学医学院附属瑞金医院 方嵘）

参考文献

[1] 陈孝平,王建萍,赵继宗. 外科学(第9版)[M].人民卫生出版社,2018.

［2］中华医学会外科学分会血管外科学组,郭伟,陈忠,等.腹主动脉瘤诊断和治疗中国专家共识(2022 版)［J］.中国实用外科杂志,2022,42(4)：380－387.

［3］中华医学会神经外科学分会,中国卒中学会脑血管外科学分会,国家神经系统疾病医学中心,等.中国破裂颅内动脉瘤临床管理指南(2024 版)［J］.中华医学杂志,2024,104(21)：1940－1971.

［4］葛均波,徐永健,王辰.内科学(第9版)［M］.人民卫生出版社,2018.

［5］中国心血管健康与疾病报告编写组,胡盛涛.《中国心血管健康与疾病报告 2022》概要［J］.中国循环杂志,2023,38(6)：583－612.

［6］中国微循环学会周围血管疾病专业委员会,梅家才,郑月宏.原发性下肢浅静脉曲张诊治专家共识(2021 版)［J］.血管与腔内血管外科杂志,2021,7(7)：762－772.

［7］中华医学会骨科学分会.中国骨科大手术静脉血栓栓塞症预防指南［J］.中华骨科杂志,2016,36(2)：65－71.

［8］王翠英,盛楚乔,俞曙星,等.以发绀为首发表现的肺动静脉瘘一例报道［J］.中国小儿急救医学,2019,26(11)：4.

［9］LAAKSO A，HERNESNIEMI J. Arteriovenous malformations：epidemiology and clinical presentation［J］. Neurosurg Clin N Am，2012，23(1)：1－6.

［10］张巧,张师前,周丹,等.早期妊娠相关子宫动静脉瘘诊治的中国专家共识(2022 年版)［J］.中国实用妇科与产科杂志,2022,38(3)：284－289.

［11］EI HUSSEINI N，KATZAN I L，ROST N S，et al. Cognitive impairment after ischemic and hemorrhagic stroke：a scientific statement from the American Heart Association/American Stroke Association［J］. Stroke，2023，54(6)：e272－e291.

［12］FRIDE Y，ADAMIT T，MAEIR A，et al. What are the correlates of cognition and participation to return to work after first ever mild stroke?［J］. Top Stroke Rehabil，2015，22(5)：317－325.

［13］GANESH A，LUENGO-FERNANDEZ R，WHARTON M R，et al. Time course of evolution of disability and cause-specific mortality after ischemic stroke：implications for trial design［J］. J Am Heart Assoc，2017，6(6)：e005788.

［14］SEXTON E，MCLOUGHLIN A，WILLIAMS D J，et al. Systematic review and meta-analysis of the prevalence of cognitive impairment no dementia in the first year post-stroke［J］. Eur Stroke J，2019，4（2）： 160－171.

［15］ROST N S，BRODTMANN A，PASE M P，et al. Post-stroke cognitive impairment and dementia［J］. Circ Res，2022，130(8)：1252－1271.

第六章

未来研究与发展趋势

在本章中,我们将展望血管相关疾病的诊治未来。

第一节 新技术、新药物、血管疾病的 未来可能被改变

近年来,血管检测技术不断进步,许多新兴手段显示良好的潜力。在此简单介绍一种有望普及的血管检测新技术——血管健康生物监测仪:CONNEQT Pulse 技术在国外于 2023 年 4 月通过美国食品药品监督局(FDA)认证,并获得 510K clearance 许可证书(意味着该产品可以在美国市场合法销售)。CONNEQT Pulse 是全球第一台采用数字化血管生物标志物技术的血管健康生物监测仪,是一种简便、便携式仪器(见图 6 - 1)[1]。该监测仪可无创测量中心动脉压,提供心脏前后负荷及血管功能的血流动力学指标,鼓励患者及大众自我健康管理。除外周血压外,可精确测量中心动脉血压、主动脉增强指数、增强压、心内膜下心肌存活率等血管老化指标,能独立预测和评估心血管事件发生的风险,亦可用于评估降压治疗及改善血管老化治疗的疗效;数据可上传

至云端,便于医生观察、评估、诊治、随访疾病及患者自我健康监察。结合外周血压及中心血压准确评估患者真实的主动脉压,精准指导青少年高血压诊治,避免漏误诊。该监测仪应用了基于脉搏波分析的一种创新技术,是未来血管疾病诊断管理的真正的革命性技术。

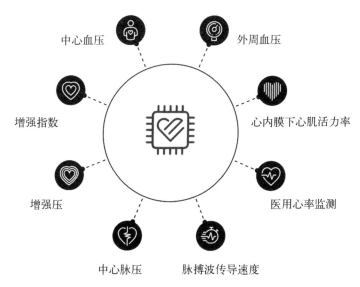

图 6 - 1　CONNEQT Pulse 监测仪示意图

此外,还有许多新手段,不仅提高了血管疾病的早期检测和诊断能力,也为个体化医疗提供了可能的解决方案。比如,连续动态血压监测对于健康管理至关重要,光电容积脉搏波(PPG)作为一种非侵入性、便携的监测手段,被广泛研究用于心动周期(beat-to-beat)连续无创血压监测。因为全球心血管疾病患者数量上升,动态血压监测(ABPM)需求日益增长。然而,传统的动态血压监测方法是间断性的,可能会干扰被监测者的日常活动和睡眠模式。PPG因简单、便携、经济和信号获取便利而受到研究者的关注。

目前,市场上已有一些基于PPG信号的可穿戴设备用于连续无创血压监测(CNIBP),如Somnotouch-NIBP、ABPMpro(见图6-2)、ViSi Mobile System和HUAWEI WATCH D智能手表。其中SOMNOmedics ABPMpro动态血压记录仪可同时、连续、动态地记录血压、体位和心率,提供更高的诊断价值。该技术的一些关键特点和功能:设备小巧、便携,可以直接滑到袖带上,提高患者使用的舒适度;不需要管道连接,内置心电图电极用于连续记录心率,可以检测生理和心理压力。在测量过程中,可以在充气和/或放气期间进行测量,如果充气期间出现伪迹,可以进行放气期间的备份测量。预设测量间隔时间,如3、5、10、15、20、30和60分钟,可编程。图形显示充气/放气过程:在软件中显示充气过程,以验证测量的血压值,符合AAMI/ESH/ISO通用标准。3通道心电

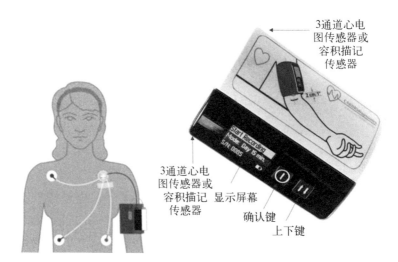

图6-2 连续动态血压(ABPMpro)监测设备用户界面的直观视图

　　3通道心电图传感器或容积描记传感器可以用于高级心脏监测和脉搏波分析。显示屏幕,用于展示设备的状态、测量结果和菜单选项;确认键,用于在菜单中进行选择或确认操作;滚动键,用于在菜单中导航。

图传感器(Holter)用于确定呼吸频率和预射血期(PEP),或者作为起搏器检测的替代方案;可作为容积描记传感器,该设备还包含一个内置的活动和体位传感器,可以估计睡眠-觉醒状态,精确划分白天和夜晚的血压变化,以及血压与活动和体位的相关性。用于检测脉搏波和脉搏波分析(PWA),以及基于容积描记信号的自主唤醒检测。同时检测夜间血压波动(NBPF),不干扰睡眠,不导致血压增加,并可作为动脉硬度的衡量标准计算脉搏波速度(PWV)。总之,SOMNOmedics ABPMpro 提供了一种创新的动态血压监测及无创中心动脉压解决方案,其便携性、易用性以及升级能力,使其成为医疗专业人员和需要长期血压监测的患者的理想选择。

尽管上述设备虽然能够实现可穿戴的连续无创血压监测,但血压估算的准确性会随时间降低,需要频繁地校准袖带。此外,前三种设备需要胸部电极来收集心电图信息,这影响了它们的便携性和舒适性。而且这些设备的血压监测准确性参差不齐。因此,虽然基于PPG信号的可穿戴设备在健康监测方面提供了便利,但在临床应用中,它们的准确性和可靠性仍需进一步提升。未来的研究需要关注数据多样性、多模态集成、改进的传感器技术等方面,收集代表不同人群和心血管生理特征的全面数据集以实现更准确、可靠的非侵入性血流动力学监测,以及改进传感器技术,以获取更高保真度的 PPG 数据,减少外部噪声和环境变量的影响。

另外,内皮功能检测技术是评估血管内皮细胞健康状况的方法,内皮细胞是血管内壁的单层细胞,内皮功能障碍被认为是心血管疾病风险因素与临床疾病之间的关键节点,是心血管疾病最早可检测的阶段。值得注意的是,内皮功能障碍是可治疗的,与它引起的动脉粥样硬化斑块不同,它甚至是可逆的。

下面是一些常见的内皮功能检测技术。

（1）EndoPAT®：使用手指体积描记法来评估内皮依赖性血管舒张功能（见图6-3）。通过测量手指对血管活性药物反应的变化来评估内皮功能，这些变化与血流相关，从而评估内皮细胞释放的一氧化氮（NO）和其他血管舒张因子的功能，这种方法是非侵入性、快速且易于操作的测试。

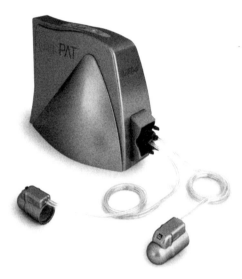

图6-3　基于手指体积描记法来无创检测血管内皮
功能技术（EndoPAT®：）直观示意图

（2）血流介导的血管舒张：通过超声检查评估前臂动脉在血流增加后的血管舒张情况，常用于评估内皮依赖性血管舒张功能。

（3）脉搏波传导速度：测量脉搏波在血管中传播的速度，反映血管的僵硬度，间接评估内皮功能。

（4）激光多普勒血流测量：使用激光多普勒技术测量皮肤微循环的血流变化，评估内皮功能。

（5）静脉闭塞体积描记法：通过测量静脉闭塞时的肢体体积

变化来评估血管舒张功能。

（6）肱动脉内皮依赖性血管舒张：使用 B 超评估肱动脉在反应性充血后的血管直径变化。

（7）内皮微粒检测：通过血液样本检测内皮微粒的数量和特性，是内皮损伤和功能障碍的标志。

（8）生物标志物检测：通过血液检测特定的生物标志物，如内皮素-1(ET－1)、血管内皮生长因子(VEGF)等，来评估内皮功能。

（9）冠状动脉内皮功能检测：在心脏导管室使用特殊的导管技术评估冠状动脉的内皮依赖性血管舒张功能。

（10）计算机断层扫描(CT)和磁共振成像(MRI)：可以用来评估血管壁的结构和功能，包括内皮功能。

（11）基因和分子生物学方法：通过分析与内皮功能相关的基因和分子途径来评估内皮细胞的状态。

这些技术各有优势和局限性，通常根据患者的具体情况和医疗设施的可用性来选择适当的检测方法。内皮功能检测对心血管疾病的风险评估和管理非常重要，能够早期检测内皮功能障碍，有助识别心血管疾病的风险因素，包括动脉粥样硬化的早期迹象；亦可以用于监测治疗效果，特别是在内皮功能障碍的治疗中，确定治疗是否有效改善了内皮健康。内皮功能障碍与心血管事件的风险增加有关，可能有助预测未来心血管事件的风险；还可以用来指导生活方式的改变，如饮食、运动和戒烟，以改善内皮健康并降低心血管疾病风险。这些技术能够快速提供无创检测结果，有助医生迅速做出诊断和治疗决策。除了心血管疾病外，这些技术还可以用于评估与内皮功能障碍相关的其他疾病，如糖尿病、高血压和慢性肾脏病。总之，这些技术提供了简单、有效的方法来评估心血管健康。

心-踝血管指数（CAVI）是一种评估动脉僵硬度的指标，它与动脉的顺应性有关，检测时不受即时血压影响，被认为是评估血管健康的有用指标。CAVI与高血压、糖尿病、代谢综合征患者的动脉损伤有关，可以作为评估血管健康的指标，对于早期识别和管理血管疾病风险具有重要的意义。

光学相干断层扫描（OCT）通过高分辨率影像技术，提供血管内微观结构信息，帮助医生更好地评估斑块和其他血管病变。在冠心病介入诊疗领域，OCT作为腔内影像技术，能够提供冠状动脉腔内的高分辨率影像，帮助医生进行精准诊断和治疗决策。OCT在术前评估冠脉斑块特征、术中指导介入治疗标准流程以及术后优化治疗策略等方面发挥重要的作用。此外，OCT在钙化病变的检测中也显示极高的敏感度和特异度，有助于选择更合适的再血管化方式。

随着技术进步和应用的深入，OCT在医学诊断和治疗中的重要性日益凸显。超声弹性成像可以评估血管壁的弹性和硬度，从而帮助评估动脉粥样硬化的风险。血管内超声（IVUS）通过将超声探头插入血管内，提供实时的血管结构和病变信息，能够详细评估血管内的情况。动态血管成像通过血流动力学和影像技术的结合，对血管的功能进行实时监测，帮助评估血管的功能状态和供血能力。人工智能（AI）技术在影像识别和分析中的应用，则可提高血管疾病早期检测的准确性，并帮助医生做出更精准的诊断，通过智能手机采集的光电容积描记图（PPG）信号来预测血管老化，这种方法的便捷性为动脉僵硬度的监测提供了新的可能性。

技术不断发展，未来可能会涌现更多创新的血管检测技术。随着相关研究不断推进，科学家们在逆转血管老化方面也取得了一些进展。根据最新的研究，有几种药物和方法可能对逆转血管老化有积极作用。如有心血管保护作用的肾素-血管紧张素-醛固酮系统(RAAS)阻断剂和他汀类药物,已被证明可以减少和延缓血管硬化。在治疗血管硬化方面,一些新药物和治疗方法正在被研究和应用。PCSK9抑制剂,如依伏卡单抗(evolocumab)和阿利洛单抗(alirocumab),原本用于降低血液中的低密度脂蛋白胆固醇(LDL-C)水平,但它们通过降低炎症因子水平和改善血管老化也可能对急性冠状动脉综合征(ACS)患者产生积极影响。血管紧张素受体-脑啡肽酶抑制剂(ARNI)如沙库巴曲缬沙坦可能通过抑制脑啡肽酶减少血管老化,从而改善心脏功能和降低心血管事件的风险。SGLT2抑制剂:钠-葡萄糖共转运蛋白2(SGLT2)抑制剂类药物如达格列净(dapagliflozin),在糖尿病治疗中已被证明可以降低心血管事件风险,它们或可通过改善血管功能来减少血管老化。

血管衰老的重要病理基础为血管硬化和内皮功能障碍,前列腺素具有扩张微循环,抑制血小板聚集和改善血管内皮的作用。其口服制剂贝前列腺素钠和静脉制剂前列地尔可以与前列环素受体结合,增加内皮型一氧化氮合酶合成,促进一氧化氮生成,抑制内皮素生成与分泌,从而起到改善衰老血管的舒张功能,同时抑制内皮细胞凋亡,维持血管壁的完整性,起到改善衰老内皮功能的作用[2]。

Senolysis疗法(达沙替尼+槲皮素)是一种清除衰老细胞的疗法,已被证明可以减轻心肌细胞肥大和纤维化,并抑制年龄诱导的毛细血管周长增加,改善体外主动脉内皮细胞生长,消除与年龄相关的内皮功能损伤,这种疗法正在进行临床安全性测试[3]。北京协和医院张抒扬团队发现了心血管衰老的新型治疗靶点CCL17,敲除CCL17可以减轻血管老化,而使用CCL17中和抗体治疗可以改善血管功能并减少病理性血管重塑[4]。

这些研究提供了逆转血管老化的新思路和潜在治疗方法,但需要更多的临床研究来验证其在更多人群中的有效性和安全性。

（上海交通大学医学院附属瑞金医院　左君丽）

第二节　未来趋势：三高共管，
共同应对血管疾病

在追求健康长寿的道路上，心脑血管疾病无疑是我们必须警惕的"拦路虎"。随着生活节奏加快，心脑血管疾病的发病率趋高，给人们的健康带来了严重的威胁。然而，这些疾病大多是可以预防的。通过改善生活方式、饮食习惯和增加体育锻炼，能够大大降低这些疾病的患病风险。

目前，心脑血管疾病防控虽取得了一定的成果，但路还很长。未来，我们将通过推进全生命周期管理，加强对心脑血管疾病一级预防，以提升高血压、糖尿病、血脂（俗称"三高"）异常的筛查、治疗和控制为目标，进一步降低"三高"的患病风险，并从健康饮食、身体活动、肥胖、吸烟、睡眠和心理方面入手加强干预，形成有利于心血管患者养成健康生活方式的社会环境。同时，加强培训，继续努力提高新技术转化和适宜技术开发，提升心血管疾病的服务和防控研究水平和能力，从理论技术层面支撑心血管疾病预防、诊断和治疗，真正实现"以防为主、防治并重"的防控目标，助力全民健康目标实现。

"三高"患者同时合并心脑血管及肾脏病变，往往需要往返多个专科就诊，烦不胜烦。有条件的医院可以提供"三高共管"的一站式服务，让患者选择科室进行综合性治疗。经过住院治疗后，提供"一站式服务"让患者的多种疾病在一个科室得到解决，同时为其制订院后规范的个体化治疗和随诊方案。

"三高共管、六病同防",这是未来医院实现医防融合标准化流程管理的一个缩影。

"三高""六病"究竟是什么？它们之间有何关联？全科医生在"三高"管理中扮演着怎样的角色？让我们一起来了解一下吧。

"三高"是指高血压、糖尿病和血脂异常。这三种疾病是心血管疾病发病和死亡的主要危险因素,它们会导致动脉粥样硬化、血管内皮功能异常、炎症过程和靶器官损害,增加心脑血管事件和死亡风险,常常会引起冠心病、脑卒中、肾脏病变、眼底病变、周围神经病变、周围血管病变六种主要并发症,简称"六病"。

因此,"三高"患者需综合管理,将血压、血糖和血脂等临床指标尽可能控制在目标值范围内。相比于单独管理每一种疾病,进行"三高"共管可以减少重复管理所需的人力、物力和财力,提高管理效率。对患者而言,综合管理可以更好地控制血压、血糖和血脂等指标,降低心脑血管疾病的风险,提升慢性病患者相关疾病的发现率、治疗率、控制率和康复率,从而提高患者的生活质量,降低重大慢性病过早死亡的风险,减轻慢性病带来的疾病负担。

全生命周期管理以疾病预防和精准健康管理为基础,通过"三高共管、六病同防"的一体化服务,构建多学科诊疗和急危重症救治体系,解决"一体多病"的难题,为患者提供优质的一体化服务。

（1）服务方案一体化：包括药物治疗、并发症筛查、随访监测、饮食与运动指导等内容。

（2）时间安排一体化：做好复查追踪管理,提前提醒和预约。

（3）健康信息一体化：通过信息化手段,患者和家属可方便地查询健康方案,并及时联系全科医学科医护人员。

脑血管病不仅威胁患者的生命,还会影响患者的生活品质。有数据显示,每 10 位成年人中就有 1 位面临脑血管病的风险。然而,我们每个人都有能力减少这种风险。请记住,预防始终胜于治疗,保护生命安全从每个小细节开始。让我们共同努力,用知识武装自己,更好地面对和预防血管疾病,提高生活质量。

(迪庆藏族自治州人民医院　和德平)

参考文献

〔1〕https://cardiex.com/sphygmocor-technology/

〔2〕中华医学会老年医学分会心血管学组.血管衰老临床评估与干预中国专家共识(2018).中华老年医学杂志,2018,37(11):1177-1184.

〔3〕WAGNER J U G, TOMBOR L S, MALACARNE P F, et al. Aging impairs the neurovascular interface in the heart〔J〕. Science,2023,381(6660):897-906.

〔4〕ZHANG Y, TANG X, WANG Z, et al. The chemokine CCL17 is a novel therapeutic target for cardiovascular aging〔J〕. Sig Transduct Target Ther,2023,8(1):157.